AF474039

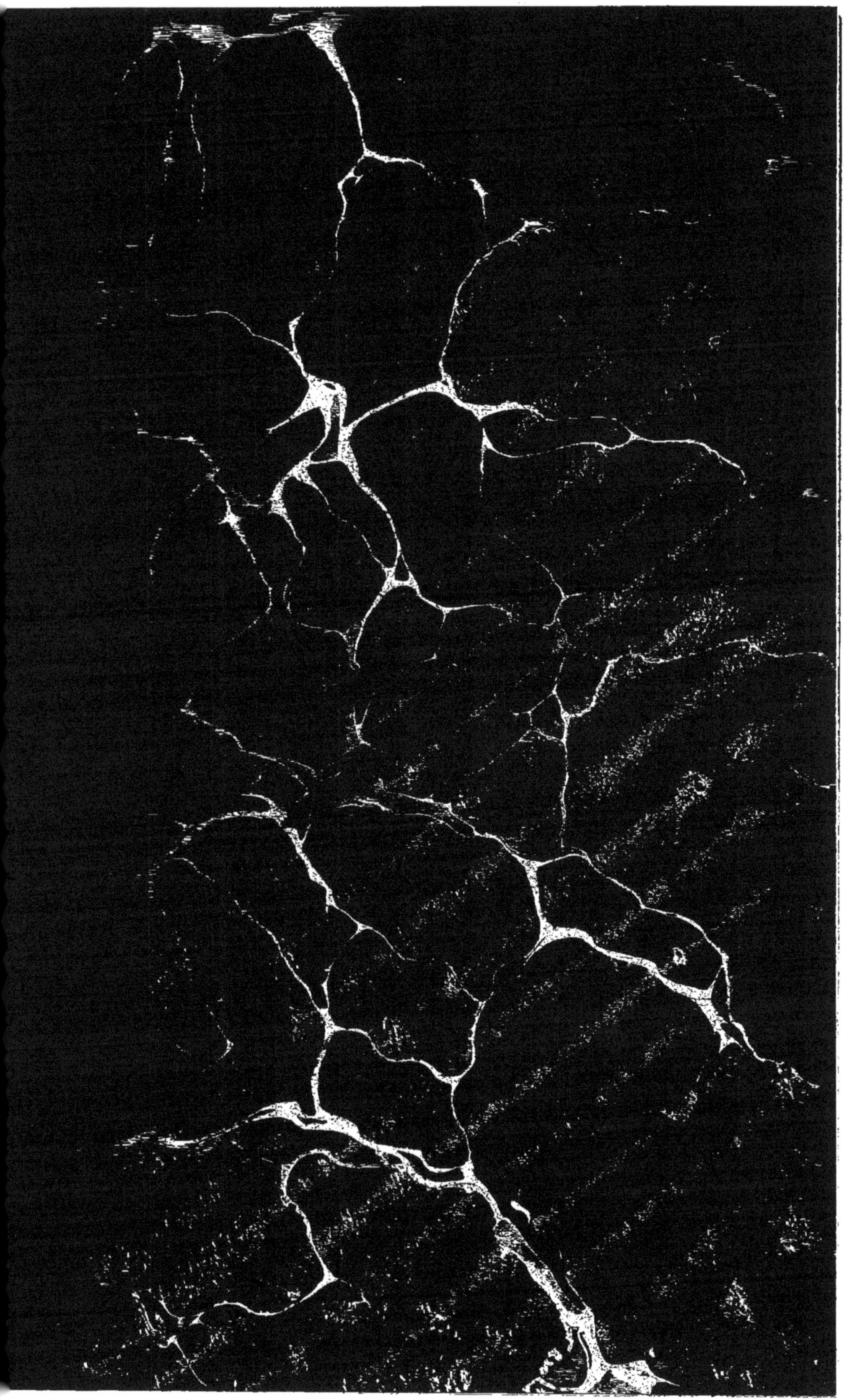

Z

RECUEIL DE RAPPORTS

SUR

LES PROGRÈS DES LETTRES ET DES SCIENCES

EN FRANCE.

PARIS.

LIBRAIRIE DE L. HACHETTE ET CIE,

BOULEVARD SAINT-GERMAIN, N° 77.

RECUEIL DE RAPPORTS

SUR

LES PROGRÈS DES LETTRES ET DES SCIENCES

EN FRANCE.

RAPPORT SUR LES PROGRÈS

DE LA MÉDECINE VÉTÉRINAIRE

DEPUIS VINGT-CINQ ANS,

PAR J. H. MAGNE,

DIRECTEUR DE L'ÉCOLE IMPÉRIALE VÉTÉRINAIRE D'ALFORT,
MEMBRE DE L'ACADÉMIE DE MÉDECINE
ET DE LA SOCIÉTÉ D'AGRICULTURE DE FRANCE.

PUBLICATION FAITE SOUS LES AUSPICES
DU MINISTÈRE DE L'INSTRUCTION PUBLIQUE.

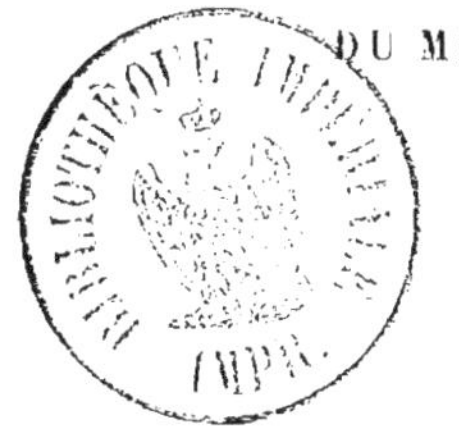

PARIS.

IMPRIMÉ PAR AUTORISATION DE SON EXC. LE GARDE DES SCEAUX
A L'IMPRIMERIE IMPÉRIALE.

M DCCC LXVII.

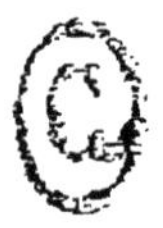

RAPPORT

SUR

LES PROGRÈS DE LA MÉDECINE VÉTÉRINAIRE

EN FRANCE

DEPUIS VINGT-CINQ ANS.

INTRODUCTION.

Les animaux que l'homme a soumis à sa domination, éloignés des conditions naturelles de leur existence, sont exposés à des causes de maladies qui peuvent abréger la vie des individus, produire dans les organes des altérations héréditaires et affaiblir le principe de la vie dans la race même. Cependant il importe, non-seulement de les conserver en santé, mais encore de les améliorer, de les approprier de plus en plus à nos besoins. Pour obtenir ce double résultat, il faut les entourer de soins incessants, et c'est une nécessité que n'ont jamais méconnue les sociétés civilisées.

Les ouvrages des agronomes de l'antiquité témoignent de l'intérêt que les Grecs et les Romains portaient aux connaissances qui constituent la science vétérinaire, et, dans les temps modernes, les hommes les plus illustres dans l'art de guérir, Lancisi, Camper, Haller, Vicq-d'Azyr, n'ont pas cru que l'étude des maladies des animaux fût un sujet indigne de leurs recherches.

Écoles vétérinaires.

Du reste, des désastres, auprès desquels ne sont rien les pertes qu'une épizootie meurtrière fait éprouver dans ce moment à l'Europe occidentale, ramenaient forcément l'attention sur la médecine des animaux, et, vers 1760, un écuyer lyonnais, Bourgelat, eut l'idée de faire de ce sujet si important l'objet d'un enseignement méthodique. Secondé par un ministre ami de l'agriculture, il obtint du Gouvernement le moyen de fonder d'abord l'École vétérinaire de Lyon, et, en 1761, celle d'Alfort. De ces deux établissements sont sortis les hommes qui, les premiers, ont répandu les connaissances vétérinaires dans les autres contrées de l'Europe.

Les fondateurs de l'enseignement vétérinaire lui ont assigné dès l'origine un double but: l'étude des maladies et celle des moyens de les guérir, et surtout de les prévenir. Ils ont compris en effet, comme cela a été souvent répété depuis, que l'animal qui n'a pas été malade a plus de valeur que celui qui a été guéri.

Aujourd'hui, l'enseignement vétérinaire comprend les sciences suivantes, distribuées, d'après le décret impérial du 11 avril 1866, en six chaires, dans les trois Écoles vétérinaires de l'Empire français:

1° Sciences préparatoires, destinées à faire connaître l'économie animale et les agents qui, en la modifiant, peuvent contribuer à entretenir la santé et à guérir les maladies :

Physique,
Chimie,
Botanique,
Anatomie,
Physiologie,
Zoologie.

2° Sciences qui ont pour but le choix des animaux, leur conservation et l'amélioration dont ils sont susceptibles :

Extérieur,
Hygiène,
Zootechnie,
Maréchalerie.

3° Sciences qui ont pour but immédiat la guérison des maladies :

Matière médicale,
Pharmacie,
Thérapeutique,
Pathologie,
Chirurgie.

4° Sciences qui ont pour but d'éclairer l'administration et la justice sur l'application des lois dans des cas particuliers relatifs aux animaux :

Police sanitaire,
Jurisprudence commerciale,
Médecine légale.

Sociétés vétérinaires.

Les institutions vétérinaires en France ne comprennent pas seulement les établissements où la science est enseignée. Les hommes qui exercent la profession vétérinaire se sont organisés en sociétés scientifiques dans la plupart de nos provinces, et se réunissent, à des époques plus ou moins rapprochées, pour se communiquer les résultats de leurs observations. En mettant des questions au concours, ces sociétés provoquent l'étude des maladies qui intéressent particulièrement les départements dans lesquels elles sont établies. Les deux articles suivants, extraits des statuts de l'association des vétérinaires des départements du Nord et du Pas-de-Calais, font connaître l'esprit qui a présidé à la formation de ces sociétés.

« ART. 28. Dans le cas de maladies enzootiques, les vétérinaires de la localité se constitueront en commission permanente sous la présidence de l'un d'eux, choisi à la simple majorité. Le président rassemblera toutes les observations pour rédiger un rapport sur la maladie et sur les mesures de police sanitaire qu'il conviendra de mettre en usage. Le rapport devra être envoyé à l'autorité compétente.

« ART. 29. Dans le cas de maladies épizootiques, les vétérinaires des différents arrondissements où la maladie sévit se constitueront en autant de commissions permanentes qu'il y aura d'arrondissements envahis par l'épizootie. Le président de chacune de ces commissions aura à remplir les obligations imposées par l'article précédent[1]. »

La Société impériale et centrale de médecine vétérinaire, fondée à Paris en 1846, reçoit une subvention de l'administration de l'agriculture, et, parmi les sociétés des départements, quelques-unes en reçoivent des conseils généraux.

Avec ces subventions et le produit de la cotisation de leurs membres, ces sociétés publient des bulletins, quelques-unes des mémoires, et répandent ainsi dans les campagnes des notions sur les soins à donner aux animaux domestiques.

Commission d'hygiène hippique.

Enfin je crois devoir ne pas oublier, parce qu'elle contribue aux progrès de la médecine vétérinaire, la Commission d'hygiène hippique instituée auprès du Ministère de la guerre. Cette commission publie tous les ans un volume de mémoires dans lequel se trouvent, avec un résumé des observations faites par les vétérinaires

[1] *Statuts de l'association, etc.* 1844.

militaires, des travaux sur les sujets qu'elle met au concours, et des détails statistiques sur tout ce qui se rapporte aux chevaux de troupe. En outre, elle examine les questions qui lui sont soumises par M. le Ministre de la guerre, et provoque, surveille, des expériences sur les pratiques hygiéniques et médicales intéressant la conservation des chevaux de l'armée.

Ordre suivi dans ce rapport.

Je ne puis pas dans ce rapport faire l'exposition méthodique des travaux utiles qui se rapportent à chacune des branches de l'enseignement. Je ne méconnais pas l'influence que les découvertes faites en chimie, en physique, en géologie, en zoologie, en botanique, ont exercée sur l'art de conserver la santé et de guérir les maladies des animaux, et, en plusieurs circonstances, j'aurai occasion de la rappeler; mais je n'ai pas cru devoir faire entrer ces sciences dans le cadre, déjà trop vaste, que je dois remplir, sachant d'ailleurs que des rapports particuliers indiqueront les progrès réalisés dans chacune d'elles. Et si je consacre quelques lignes à l'anatomie et à la physiologie, cette exception s'explique par l'importance de ces sciences, qui ont toujours été considérées avec raison comme la base des études médicales.

Après avoir indiqué sommairement les travaux relatifs à l'anatomie et à la physiologie, j'exposerai ceux qui se rapportent :

à l'hygiène,
à la matière médicale,
aux maladies,
et à l'application des lois,

en m'attachant surtout à signaler les faits qui ont marqué un progrès dans la pratique.

Tout en m'appliquant à exposer les progrès de la médecine vétérinaire et les faits qui en établissent l'utilité, plutôt que le mérite des hommes qui l'exercent, je n'omettrai pas de signaler les noms de ceux de mes confrères à qui sont dus ces progrès. Je tiens à faire remarquer cependant que, dans une science qui consiste surtout à faire des applications des autres sciences, les découvertes découlent les unes des autres, comme les effets de leur cause, et qu'il est très-difficile d'attribuer à chacun, dans l'action commune, une part proportionnelle au service qu'il a rendu.

En acceptant la mission que M. le Ministre de l'instruction publique m'a confiée, d'exposer les progrès réalisés dans la médecine vétérinaire depuis vingt-cinq ans, je ne me suis ni dissimulé ses difficultés, ni exagéré son importance. Je ne suis pas un juge chargé d'apprécier le mérite des travaux de mes confrères; je ne suis qu'un simple rapporteur, et un rapporteur intéressé à être complet. Si je suis resté au-dessous de ma tâche, ce sera à mon détriment et non à celui des laborieux praticiens dont les travaux ne seraient pas exposés avec tout le développement qui pourrait en faire apprécier l'utilité.

15 février 1867.

CHAPITRE PREMIER.

ANATOMIE. — PHYSIOLOGIE.

Depuis vingt-cinq ou trente ans, l'anatomie et la physiologie ont été l'objet de travaux nombreux et importants, d'autant plus dignes d'être signalés qu'ils indiquent la tendance des vétérinaires à donner de l'extension aux recherches scientifiques. Anatomie.

Rigot a commencé en 1841 la publication d'un Traité complet de l'anatomie des animaux domestiques, qui, après la mort de cet anatomiste, a été continué par M. Lavocat, professeur d'anatomie et directeur de l'École impériale vétérinaire de Toulouse.

Postérieurement, M. A. Chauveau, professeur d'anatomie à l'École vétérinaire de Lyon, a publié un Traité d'anatomie comparée des animaux domestiques.

Ces deux ouvrages classiques, dans lesquels les organes sont exactement décrits jusque dans des détails que négligeaient les anciens anatomistes, sont la preuve de l'importance que l'on ajoute de nos jours à l'étude de l'organisation.

L'anatomie des régions s'est enrichie, en 1852, d'un Traité de l'organisation du pied du cheval, publié par M. H. Bouley, alors professeur à l'École impériale vétérinaire d'Alfort. L'auteur y donne avec précision les détails qu'il faut connaître pour pratiquer les opérations délicates que réclame souvent la partie inférieure des membres dans les solipèdes.

L'étude des os du pied, au point de vue de l'anatomie philosophique, a été faite par M. Goubaux, professeur d'anatomie à l'École vétérinaire d'Alfort, sous les titres de : 1° *Pentadactylie chez les animaux domestiques*; 2° *Mémoire sur les variétés anatomiques des os et des membres chez les animaux domestiques*.

Par ces travaux, communiqués, l'un à la Société impériale et centrale de médecine vétérinaire[1], l'autre à la Société de biologie[2], M. Goubaux démontre que, malgré la différence qui existe entre les pieds des solipèdes et ceux des autres animaux, le plan primitif des uns et des autres est le même.

M. Lavocat s'est occupé du même sujet en l'envisageant d'une manière plus générale. Son mémoire a pour titre : *Recherches comparatives sur les pièces osseuses composant la main et le pied de l'homme et des principaux mammifères* (1855).

M. Lavocat et M. Goubaux n'expliquent pas de la même manière les modifications que présentent les pieds, ou plutôt la partie inférieure des membres des divers animaux domestiques; mais ils considèrent l'un et l'autre les faits qu'ils font connaître comme des arguments en faveur de l'unité d'organisation dans les animaux supérieurs.

Parmi les travaux anatomiques de M. Lavocat nous citerons encore les deux suivants : 1° Détermination méthodique et positive des vertèbres céphaliques, ou nouvelles études d'anatomie philosophique (1861); 2° Nouvelle Ostéologie comparée de la tête des animaux, suivie d'un exposé de la construction vertébrale de la tête (1864). Cet ouvrage a été couronné par les délégués des Sociétés savantes réunis à Paris.

L'auteur tend à prouver que c'est en variant la forme de quelques éléments anatomiques primitifs, que la nature, ainsi que l'ont professé Geoffroy Saint-Hilaire et de Blainville, produit la variété infinie des organes qu'on observe chez les divers animaux. Il cherche à le démontrer en comparant aux vertèbres les os du nez, de l'oreille, de l'orbite. Il appelle ces os *vertèbre olfactive, vertèbre auditive, vertèbre visuelle.*

Physiologie.

Les anciens anatomistes traitaient de la physiologie dans les ouvrages d'anatomie; après avoir décrit un organe ou un appareil, ils en indiquaient très-sommairement les usages. Nous n'avions pas

[1] *Bulletin* de la Société, 1849, p. 131, et 1852, p. 179. — [2] Séance du 25 juillet 1852.

d'ouvrage classique sur la science de la vie. M. G. Colin, professeur à l'École d'Alfort, a comblé cette lacune en publiant son Traité de physiologie comparée des animaux domestiques. C'est un exposé didactique des différentes fonctions des animaux, où l'auteur a réuni les expériences qu'il avait faites avant 1855 sur les diverses parties de la physiologie. En 1856, l'Académie des sciences a accordé à M. Colin un encouragement pour cet ouvrage.

Depuis la publication de son livre, M. G. Colin a continué avec succès ses recherches expérimentales. Il s'est occupé particulièrement de la production du sucre dans l'économie animale, et de l'absorption. Ses travaux ont démontré qu'un seul organe n'est pas chargé de la fonction glycogénique, et que l'absorption des matières émulsionnées n'est pas effectuée par un seul ordre de vaisseaux.

M. A. Chauveau et M. le docteur Marey ont décrit mieux qu'on ne l'avait fait antérieurement les phénomènes qui se produisent dans le cœur, au moyen d'un instrument de leur invention, qu'ils appellent *cardiagraphe*, instrument qui leur a permis de mesurer la durée et la succession des mouvements de cet organe. L'Académie des sciences a accordé aux auteurs de ces recherches le deuxième prix de physiologie expérimentale.

Parmi les autres travaux de M. Chauveau sur la physiologie, je rappellerai ses études sur le système nerveux, sur la moelle épinière et l'origine des nerfs, sur la glycogénie, etc.

Les travaux des vétérinaires sur la physiologie, dont les résultats ne sauraient être précisés sans être comparés à ceux des autres physiologistes contemporains, seront appréciés dans le rapport sur la branche des sciences biologiques, à laquelle ils appartiennent. Je me bornerai à constater que les recherches de mes confrères sur l'anatomie philosophique et la physiologie ont ajouté aux connaissances antérieures des faits d'un grand intérêt, qui ont mis plus de précision dans les grandes questions que je viens de rappeler.

Tératologie.

Les vétérinaires français et les vétérinaires étrangers ont publié sur les monstruosités, sur la superfétation, sur les gestations hors de la matrice, des faits, quelques-uns d'un grand intérêt pour la tératologie et la physiologie. Disséminés dans les contrées qui produisent beaucoup d'animaux, les vétérinaires sont bien placés pour observer des faits relatifs à la génération, et, utilisant cette circonstance dans l'intérêt de la science, ils ont enrichi les annales vétérinaires de documents nombreux, que consulteront avec fruit les savants qui s'occupent spécialement de tératologie.

CHAPITRE II.

HYGIÈNE.

On peut dire, et avec plus de raison, de l'hygiène vétérinaire ce que Cuvier disait de la médecine : « elle n'est pas, comme les autres sciences, tout entière dans les livres. » Il serait difficile en effet d'indiquer, d'après les ouvrages imprimés, tous les progrès réalisés, depuis un quart de siècle, dans les pratiques constituant l'hygiène vétérinaire.

Causes des progrès de l'hygiène.

Le perfectionnement des procédés agricoles, l'extension de la culture des plantes fourragères, l'accroissement de la richesse chez les cultivateurs, le goût du bien-être plus développé, et les moyens d'y satisfaire plus répandus, ont fait sentir la convenance, les avantages de mieux soigner, loger, nourrir les animaux domestiques, et en ont donné les moyens.

Parmi les causes qui ont contribué aux progrès de l'hygiène, je pourrais encore citer l'assainissement du sol, le bon entretien des chemins vicinaux, le développement qu'ont pris les industries rurales, en particulier la fabrication de l'huile, du sucre, et surtout celle de l'alcool depuis l'adoption du système Champonnois pour les distilleries de betteraves. Ces industries ont donné une grande impulsion à la production de la viande, ainsi que le démontrent le nombre plus considérable et la taille plus élevée des animaux exposés sur nos marchés. Je pourrais ajouter que, par une réaction heureuse, cette abondance de bétail est devenue une des causes principales de l'accroissement des produits du sol et de l'amélioration de notre économie rurale en général, mais j'empiéterais sur un domaine qui n'est pas le mien.

Je dois plutôt noter que les industries que je viens de rappeler n'ont pas été sans inconvénients pour la santé des animaux : il a été reconnu que les résidus obtenus par la macération des betteraves prédisposent aux maladies cachectiques; on a dit aussi avoir remarqué que le gros bétail nourri avec la pulpe des sucreries contractait la péripneumonie contagieuse. Cette opinion n'a pu être démontrée; si les distilleries et les sucreries ont contribué à la propagation de cette maladie, on doit l'attribuer aux grandes agglomérations d'animaux venus de différents pays, animaux que les industriels entretiennent pour faire consommer leurs résidus.

Progrès de l'hygiène démontrés par la diminution de la mortalité des chevaux.

Les progrès réalisés dans l'hygiène des animaux domestiques sont surtout sensibles sur les chevaux. Je donnerai pour exemple les résultats constatés dans les régiments de cavalerie, que les publications de la Commission d'hygiène hippique nous font connaître. Pendant les quatre années 1841 à 1844, l'armée perdait tous les ans, en moyenne, 104 chevaux sur 1,000, et, pendant les quatre années 1862 à 1865, elle n'en a perdu que 27.

La mortalité des chevaux de troupe dépend souvent de causes passagères, d'accidents, de remontes exceptionnelles, de campagnes, qui font considérablement varier les pertes d'une année à l'autre.

Mais, pour démontrer que l'amélioration de l'hygiène est la cause principale des résultats que je signale, je ferai deux observations : c'est d'abord que cette diminution s'est produite graduellement et qu'elle est continue, avec de très-légères fluctuations. Ainsi, pour la période 1850-1853, la mortalité a été, en moyenne, par année, de 43 sur 1,000; c'est ensuite que la morve, cette maladie produite par la négligence des règles de l'hygiène, par de mauvais logements, par une nourriture non appropriée aux animaux, par un travail disproportionné avec cette nourriture, a diminué dans la même proportion que les autres causes de mortalité : de 1841 à 1844, elle a occasionné la perte de 33 chevaux sur 1,000, et, de 1859 à 1861, de 9 seulement.

Les résultats incontestablement favorables observés sur l'ensemble des chevaux de troupe doivent être attribués aux grandes précautions que l'on prend depuis plusieurs années pour éviter la propagation de la morve par contagion, et surtout aux améliorations introduites dans les soins hygiéniques par suite des études faites par des vétérinaires sur les effets du pansage, sur la manière de le pratiquer, sur le régime alimentaire, sur l'influence des écuries mal disposées, etc.

Les résultats sont moins faciles à constater sur les chevaux des particuliers; je puis cependant ajouter que tous les grands établissements qui utilisent un grand nombre d'animaux, et ont intérêt à les nourrir fortement pour en retirer beaucoup de travail, ont apporté des améliorations dans la composition et la distribution de la nourriture, et, de même que l'armée, éprouvent moins de pertes qu'anciennement.

Progrès pouvant résulter de l'étude de l'hippiatrique des Arabes.

Du reste, tout concourt aujourd'hui à l'amélioration de l'hygiène vétérinaire. Les entreprises militaires même, grâce aux connaissances scientifiques si généralement répandues et à l'esprit d'analyse qui caractérise notre époque, contribuent au progrès, en rendant facile l'étude des usages établis dans les contrées visitées par nos armées. Je rappellerai quelques observations recueillies au Mexique, en traitant de l'alimentation; je veux signaler ici des notions d'hippiatrique applicables à tous les pays.

Au lieu de ces histoires racontées par les anciens voyageurs sur la passion de l'Arabe pour son cheval, sur la généalogie des animaux et la naissance des poulains, les hommes de notre temps qui ont voyagé ou séjourné en Afrique ont sérieusement étudié les pratiques de l'habitant du désert : ils rapportent, sur le choix, l'hygiène du cheval, des préceptes que ne désavoueraient pas les hippologues les plus compétents, et que l'Arabe sait présenter sous une forme qui les grave facilement dans la mémoire. Ainsi l'Arabe dira :

« Le cheval doit avoir :

« *Quatre choses larges :* le front, le poitrail, les lombes et les membres;

« *Quatre choses longues :* l'encolure, les rayons supérieurs, la poitrine et la croupe;

« *Quatre choses courtes :* les reins, les paturons, les oreilles et la queue[1]. »

Ce qui résume les conditions de force et d'intelligence, les conditions favorables à la vitesse, les conditions favorables à la résistance.

Et sous une autre forme, il dira encore :

« Choisis-le qu'il ait :

« Du taureau le courage et la largeur de la tête,

« Du lévrier le défaut de ventre et la sécheresse des membres,

« De la vipère le peu de longueur de la queue. »

Il ajoutera : « Le cheval de race a les naseaux larges comme la gueule du lion; » et enfin : « Choisis-le large et achète; l'orge le fera courir. »

Tous ces préceptes sont sanctionnés par l'étude de l'organisation : un front large est l'indice d'un système nerveux développé et d'une tête relativement légère, conformée de manière à fatiguer le moins possible les muscles qui la font mouvoir. Et quand les naseaux sont bien ouverts, n'est-ce pas une preuve que l'appareil respiratoire est ample, que la respiration peut suffire à des efforts longs et pénibles?

Qu'il ait la queue de la vipère! Comment pourrait-on exprimer d'une manière plus saisissante que les muscles doivent être volumineux et les parties osseuses légères? Lorsque la queue, grosse à la base, se termine brièvement en pointe, comme celle de la vipère, n'est-ce pas une preuve que ces deux conditions existent?

Et la science de l'extérieur et de l'hygiène n'est-elle pas résumée dans ces mots : « Choisis-le large et achète; l'orge le fera courir? »

A-t-on jamais vu un cheval large, c'est-à-dire bien ouvert de devant, ne pas faire un très-bon service quand il reçoit de l'orge (de

[1] Nous empruntons ces citations aux ouvrages de M. le général Daumas : *Les chevaux du Sahara et les mœurs du désert; — Principes généraux du cavalier arabe.*

l'avoine dans nos pays) en quantité suffisante? Je ne puis lire cette phrase sans me représenter *Éclipse*, entre les jambes duquel, disent ses historiens, un homme avec une brouette aurait pu passer quand il courait sur l'hippodrome.

Amélioration du bétail algérien.

Pendant que nous empruntons aux Arabes les préceptes d'hygiène que leur esprit observateur a su déduire de l'expérience, nous les faisons profiter du fruit de nos recherches scientifiques.

Notre influence sur l'amélioration de l'hygiène des animaux en Afrique s'est fait sentir sur les parties de cette science qui ont le plus de rapport avec l'agriculture. Toutes les espèces domestiques, le chameau même, ont été étudiées, au point de vue de leur amélioration, par les vétérinaires de l'armée.

La rareté de la nourriture en été, les pluies en hiver, la négligence dans les soins de propreté, les mauvais procédés d'élevage, ont fait dégénérer les races domestiques en Algérie, ont diminué le rendement des troupeaux et rendu le revenu des terres très-incertain.

Les vétérinaires ont démontré par leurs écrits, et quelques colons par leur exemple, que la culture de plantes fourragères appropriées au pays, l'emmagasinage des fourrages à la sortie de l'hiver pour les distribuer en été, la construction d'abris pour les animaux qui ne peuvent pas résister aux intempéries, sont les moyens par lesquels il faut régénérer les races africaines.

Je ne puis rappeler le nom de tous les vétérinaires qui, par leurs écrits et leurs conseils, ont provoqué les améliorations déjà réalisées. Je citerai cependant MM. Bernis, Hugot, Vallon, Bernard, Gourdon et Naudin, Flaubert, etc. dont les travaux se trouvent dans les Annales de la Société d'agriculture d'Alger[1], dans les Mémoires de la Commission d'hygiène hippique[2], et dans ceux de la Société impériale et centrale de médecine vétérinaire[3].

[1] Années 1857, 1858, 1859. — [2] Années 1855, p. 425; 1856, p. 351; 1861, p. 483. — [3] Année 1856, p. 1 et 395.

ALIMENTATION.

La nourriture, cette base de l'entretien des animaux et de l'amélioration des races, qui, tantôt par ses altérations, tantôt par la manière dont elle est distribuée, est la cause de tant de maladies, a été dans ces derniers temps l'objet d'études approfondies, dans le but de déterminer la quantité d'aliments nécessaire aux animaux, de déterminer aussi quelle doit être la composition chimique des rations.

Rapport entre le poids des animaux et les aliments consommés.

Les cultivateurs ont toujours été persuadés que les races d'animaux de forte taille sont d'un entretien plus avantageux que les petites. Beaucoup d'agronomes sont même portés à généraliser cette opinion et à y conformer leur pratique, sans se préoccuper du degré de fertilité des pâturages qu'ils ont à faire consommer par leur bétail.

Cette exagération d'un principe juste a entraîné de nombreux mécomptes, ce qui explique la réaction qui s'est produite, il y a quelques années, en faveur des petites races, faveur que l'on expliquait en disant que la consommation est proportionnelle au poids des individus qui consomment.

Un savant de beaucoup de mérite, Allibert, professeur de zootechnie à l'École de Grignon, que la mort vient d'enlever à ses travaux, a fait des études très-sérieuses sur cette question.

Il a expérimenté de deux manières, d'abord en pesant les animaux et la nourriture nécessaire à leur entretien, et, en second lieu, en tenant compte de l'activité de la respiration et de la quantité d'acide carbonique produite et rejetée par les animaux[1], ainsi que l'avaient pratiqué les chimistes, et en particulier M. Boussingault.

Ce regrettable confrère résume, par les propositions suivantes, l'avantage qu'il y a à nourrir des animaux de forte taille, et l'influence de la quantité de nourriture sur l'accroissement du corps :

« La ration complète, exprimée en foin, d'un animal mammifère

[1] *Concours universel agricole de Paris en 1850*, p. 445. Une médaille d'or et 100 francs pour des appareils à doser l'acide carbonique.

ou d'un oiseau, est au poids de cet animal dans un rapport d'autant plus grand que ce poids est plus petit. Le minimum de ce rapport approche d'un centième et demi, quand le poids de l'animal consommateur est voisin de 1,000 kilogrammes; le maximum peut être égal au poids de l'animal, quand ce poids est de 10 grammes seulement.[1] »

Et en second lieu :

« L'augmentation, l'accroissement, est en raison directe de la ration consommée, du carbone brûlé[2]. »

Les progrès réalisés dans la composition des rations d'après la nature des aliments sont dus aux recherches des physiologistes et surtout des chimistes contemporains, qui, en faisant connaître la composition des fourrages et la transformation qu'ils éprouvent dans l'économie animale, ont démontré quels sont, parmi les principes chimiques qui constituent la nourriture, ceux qui jouent les principaux rôles dans l'accomplissement des phénomènes organiques : d'où nous avons pu déduire la composition que doivent avoir les rations pour répondre aux besoins des animaux.

Composition chimique des aliments.

La distinction des aliments en aliments plastiques et en aliments respiratoires a été une conséquence des travaux dont nous parlons. Elle n'est pas rigoureusement exacte. Il est démontré qu'un animal exclusivement nourri avec de la fibrine produit de la matière glycogène; que « la chaleur peut se former aux dépens des substances azotées aussi bien que des corps ternaires[3], » tandis que les aliments respiratoires (les matières amylacées, les matières saccharoïdes) peuvent agir comme aliments plastiques, concourir à la formation des organes : il en est ainsi quand ils se transforment en matières grasses et se déposent dans la trame des tissus.

Leur division en aliments plastiques et en aliments respiratoires.

Mais il reste toujours établi que les aliments appelés *respiratoires, thermogènes*, sont susceptibles de s'unir à une plus grande

[1] Allibert, *Recherches expérimentales sur l'alimentation*, p. 26.

[2] *Id. ibid.*

[3] *Leçons de pathologie expérimentale*, par le docteur Sée, premier fascicule, p. 141.

quantité d'oxygène, et sont particulièrement propres à produire du calorique par les transformations qu'ils éprouvent dans la trame des organes.

Cette distinction a permis d'expliquer pourquoi certaines rations, égales à d'autres par leur poids, ne peuvent pas les remplacer, quoique formées d'aliments considérés comme très-nutritifs; pourquoi aussi des rations qui entretiennent bien certains animaux sont insuffisantes pour d'autres de la même espèce et du même poids.

Le travail augmente la consommation des aliments respiratoires.

Parmi les causes qui nécessitent des variations dans la composition des rations, la plus puissante c'est le travail. Ainsi les animaux rendent plus d'acide carbonique et ont besoin de plus de carbone, quand ils font un travail pénible au trot, que lorsqu'ils marchent tranquillement au pas. Allibert a observé qu'un homme qui élevait un poids de 10 kilogrammes à un mètre de hauteur, et le reposait à terre sans le lâcher, et qui, dans l'espace de dix minutes, a soulevé ce poids cent cinq fois, a émis 35 grammes 83 d'acide carbonique, soit en raison de 58 grammes 068 de carbone à l'heure. (Cet homme était en grande transpiration). En sortant du lit, et avant d'avoir fait aucun exercice violent, le même sujet avait émis 7 grammes 95 d'acide carbonique en douze minutes, soit à raison de 10 grammes 840 de carbone par heure.

L'expérience a démontré que, pour qu'une ration puisse en remplacer une autre, il faut qu'elle renferme, relativement aux principes azotés ou plastiques, à peu près la même quantité de principes hydrocarbonés ou respiratoires; mais nous ignorons encore quelle est la quantité de principes hydrocarbonés que réclament les animaux selon les conditions dans lesquelles ils se trouvent. Deux ordres de faits peuvent cependant nous guider dans la pratique : les excellents résultats donnés sur les chevaux de travail par la nourriture au foin et à l'avoine, et l'impossibilité de remplacer ces deux aliments par la luzerne, le trèfle, l'orge ou le seigle.

Le foin et l'avoine sont des aliments types.

Le foin et l'avoine suffisent à l'entretien des chevaux dans toutes les circonstances; les animaux n'en sont jamais incommodés, et quand ils en prennent une quantité suffisante, ils peuvent exécuter tous les travaux que leur constitution comporte. N'avons-nous pas été autorisé dès lors à donner, pour type de la composition chimique des rations du cheval, la composition du foin et celle de l'avoine, surtout après avoir remarqué la ressemblance de ces deux aliments, quant au rapport entre les principes plastiques et les principes respiratoires qu'ils contiennent?

Analogie de composition de ces deux aliments.

Les chiffres suivants donnent la moyenne des analyses faites sur l'un et sur l'autre. On trouve,

Dans le foin : azote 1,15, corps gras 3,80, acide phosphorique 0,40; soit 330 de corps gras et 34 d'acide phosphorique pour 100 d'azote;

Dans l'avoine : azote 1,70, corps gras 5,50, acide phosphorique 0,58; soit 324 de corps gras et 34 d'acide phosphorique pour 100 d'azote.

Le second ordre de faits s'est produit souvent. Toutes les fois qu'il y a eu des disettes de fourrages, depuis vingt-cinq ou trente ans, on a cherché à remplacer en partie le foin et l'avoine par de la luzerne ou du trèfle, de l'orge, du seigle ou des féveroles, en faisant des mélanges; mais quelle qu'ait été la manière de préparer ces aliments ou de les associer, il n'a pas été possible d'entretenir en bon état des chevaux faisant un service au trot avec des rations dont la composition chimique s'éloignait sensiblement de celle du foin et de l'avoine[1].

Avantage qu'il y aurait à leur trouver des succédanés.

Dans beaucoup de circonstances cependant il y aurait une grande économie à pouvoir faire entrer les fourrages de la famille des légumineuses, et l'orge, le seigle ou les féveroles, dans la composition des rations du cheval, à la place des deux aliments types. Un moyen qui rendrait la substitution possible serait d'un grand inté-

[1] *Recueil de médecine vétérinaire*, année 1860, p. 36.

rêt, et, à ce point de vue, des observations faites dans ces derniers temps au Mexique sont dignes d'être connues.

Observations faites au Mexique.

M. Liguistin, vétérinaire en chef de l'armée expéditionnaire, a publié des détails sur le sol, le climat, les fourrages et les animaux du Mexique. Nous transcrivons quelques passages de son mémoire se rapportant au maïs.

« Depuis le débarquement des animaux à la Vera-Cruz jusqu'à leur arrivée à Mexico, le maïs a constitué presque exclusivement la base de la nourriture en grain des animaux du corps expéditionnaire.....

« Le foin mis en distribution était mauvais et complétement dépourvu de principes alibiles; d'ailleurs en route on n'en donnait pas. Les animaux, peu habitués au maïs, prenaient cette denrée avec dégoût et seulement pressés par la faim. Le climat des Terres Chaudes réagissait avec intensité sur nos chevaux et nos mulets, qui éprouvaient de la difficulté à s'acclimater.

« Et cependant, malgré les intempéries du climat, les mauvaises routes, les travaux outrés, mille misères qu'ils ont dû traverser, la mortalité a été relativement insignifiante. Ce résultat doit être tout entier rapporté au tempérament et à la constitution résistante de nos chevaux arabes et de nos chevaux français[1]. »

Ce résultat démontre aussi les qualités alimentaires du maïs. C'est à cette nourriture, si longtemps considérée comme mauvaise pour les animaux de travail, que les chevaux de l'armée ont dû de pouvoir résister aux fatigues qu'ils ont éprouvées.

Malheureusement les chevaux qui n'ont pas été habitués jeunes à manger ce grain le prennent difficilement; mais M. Liguistin, qui insiste sur cet inconvénient, me dit dans une lettre particulière, reçue postérieurement à la publication de son mémoire, que les animaux le prennent sans répugnance quand on l'a fait macérer dans l'eau pendant quelques heures.

[1] *Journal de médecine vétérinaire militaire*, année 1864, t. II, p. 566.

L'introduction du maïs dans la nourriture du cheval serait très-avantageuse. Ce grain, facile à produire dans plusieurs de nos provinces, pourrait, en raison de sa richesse en corps gras, former avec les légumineuses, par exemple, des rations économiques qui, par leur composition chimique, répondraient aux besoins des chevaux de travail.

FERRURE DES CHEVAUX.

L'application d'une semelle de fer aux pieds des chevaux qui travaillent sur des chemins durs et pierreux est nécessaire pour prévenir l'usure de l'ongle; mais la ferrure a de graves inconvénients : accidents produits par la maladresse des maréchaux; fatigue que le poids du fer occasionne aux organes de la locomotion, mieux disposés pour faciliter la vitesse des allures que les effets de la puissance musculaire; resserrement que le fer exerce sur le sabot en s'opposant à la dilatation de cet organe au moment où il porte sur le sol; changement de direction que les membres éprouvent quand le pied est mal paré, ou que le fer n'est pas renouvelé assez souvent.

La ferrure est un mal nécessaire, que les vétérinaires cherchent à diminuer en perfectionnant l'opération qui le produit.

Les hommes les plus éminents dans la science vétérinaire, Bourgelat, Chabert, Girard, en enseignaient les préceptes; de nos jours, MM. Bouley[1], Rey[2], ont écrit sur la ferrure ordinaire, comme sur celle que réclament les maladies et les vices de conformation du pied et des membres.

L'art du maréchal repose sur des connaissances anatomiques et physiologiques, relatives non-seulement aux pieds, mais encore aux membres, et même aux proportions, c'est-à-dire à l'ensemble du corps des animaux.

Les vétérinaires ne cherchent pas seulement à protéger l'ongle

[1] *Nouveau Diction. de méd. de chirurgie*, art. *clou de rue, encastelure, ferrure.*

[2] *Traité de maréchalerie vétérinaire*, 1852.

But des recherches faites par les vétérinaires.

du cheval sans nuire aux pieds et aux membres, et à donner de la stabilité aux chevaux sur les terrains glissants; ils voudraient trouver dans la ferrure le moyen de remédier à quelques maladies des pieds, à des défauts d'aplomb, à des vices de conformation, à des difformités.

M. Bouley, dans sa monographie sur l'anatomie du pied du cheval, en étudiant l'influence que la direction des membres exerce sur la fatigue des tendons et sur la pression supportée par les os, démontre quelles sont les conditions que doit remplir la ferrure pour ne pas produire l'usure anticipée des membres[1].

Le but à atteindre explique les nombreuses recherches dont le pied du cheval et la ferrure sont l'objet. C'est une des premières questions que la Commission d'hygiène hippique a mises au concours. Presque tous les ans, des travaux sur ce sujet lui sont soumis, et elle en a récompensé plusieurs.

La Société impériale et centrale de médecine vétérinaire s'est souvent occupée de la ferrure, soit à l'occasion de mémoires qui lui étaient adressés, soit à l'occasion de communications faites par ses membres.

Dans une communication récente, M. Charlier, vétérinaire à Paris, a proposé l'emploi d'un fer à branches étroites, qui se loge dans une rainure faite à la face inférieure du pied, de manière qu'il ne recouvre que le bord inférieur de la muraille. C'est ce qu'il appelle *ferrure périplantaire*. De cette manière, le pied du cheval ferré porte sur le sol, et par le fer, et par toute l'étendue de sa face inférieure, ainsi que cela a lieu dans les chevaux non ferrés.

Parmi les confrères de M. Charlier, plusieurs ont soutenu qu'il n'est pas possible de pratiquer, sans nuire aux animaux, une rainure assez profonde pour qu'un fer d'une certaine épaisseur puisse y être enchâssé et mis au niveau de la sole; ils ont soutenu qu'à cet égard il n'est pas possible d'aller au delà de ce que Lafosse pra-

[1] *Traité de l'organisation du pied du cheval, comprenant l'étude de la structure, des fonctions et des maladies de cet organe*, 1851, p. 246.

tiquait avec son fer dit *incrusté*. La Société vétérinaire a chargé une commission d'étudier la ferrure préconisée par M. Charlier.

Les travaux de ces dernières années ont fait reconnaître que les maréchaux donnent généralement trop d'ajusture au fer; que la ferrure pratiquée par les Arabes est, à ce point de vue, préférable; que, malgré les conseils des vétérinaires, on abuse du butoir en enlevant une partie de la sole et de la fourchette. M. Charlier a attiré sur ce sujet l'attention de ses confrères en préconisant son mode de ferrure, et en cela déjà il a rendu un service incontestable à la maréchalerie. Résultats acquis.

TONTE DES CHEVAUX.

Si nous parlons, comme d'un progrès digne d'être signalé dans ce travail, d'une opération aussi simple et aussi connue que la tonte des chevaux, c'est qu'elle a été considérée jusqu'à ces derniers temps comme nuisible, comme « une innovation inutile et souvent dangereuse[1]. » — « Rien, disait-on, n'est plus contraire à l'hygiène que l'habitude de dépouiller les chevaux, à l'entrée de l'hiver, de la fourrure dont la nature les a pourvus pour les garantir de la rigueur des frimas, d'une fourrure qui tombe naturellement à l'approche des chaleurs, alors qu'elle serait inutile, » etc. La mode, qui ne raisonne pas, a imposé cette innovation. Les amateurs n'ont pas voulu voir dans leurs écuries des chevaux couverts du poil long et grossier que fait pousser le climat froid et humide de nos pays, et ont fait tondre leurs attelages; l'expérience a prouvé que l'opération, pratiquée même au commencement de l'hiver, ou au moment des plus grands froids, soulage les chevaux; qu'elle contribue dans tous les temps à conserver la santé et même à combattre plusieurs maladies; qu'elle est aussi favorable aux chevaux qui font des travaux pénibles et sont généralement assez mal soignés qu'aux chevaux de luxe.

[1] *Association des vétérinaires du Poitou*, 1846.

Expériences faites sur des chevaux de troupe.

Aujourd'hui, ce qui s'oppose le plus à la pratique générale de la tonte des chevaux, c'est la difficulté de l'opération, qui est longue et dispendieuse. Pour la simplifier, on a essayé de faire brûler le poil sur le corps des animaux avec un jet enflammé du gaz de l'éclairage: l'expérience a été faite sur des chevaux de l'armée.

Chargés d'examiner la convenance de ce procédé, M. Goux, vétérinaire principal de l'armée, et M. Reynal, professeur à l'École impériale vétérinaire d'Alfort, terminaient un rapport dans lequel ils ont apprécié les expériences faites sur 145 chevaux, par le passage suivant : « La commission, persuadée plus que jamais de l'utilité générale de la tonte des chevaux de l'armée et de l'influence qu'elle doit exercer sur l'état sanitaire de ces derniers, est d'avis d'adopter le procédé par la flamme du gaz de l'éclairage[1]. »

ZOOTECHNIE. — CONFORMATION DES ANIMAUX. — INFLUENCE DES CONCOURS.

Les concours d'animaux reproducteurs et d'animaux de boucherie ont exercé sur la diffusion des connaissances zootechniques une puissante influence, et doivent être comptés parmi les causes qui ont le plus contribué aux progrès de la production animale

Influence de l'enseignement pratique qui résulte des concours d'animaux.

Pour la zootechnie, comme pour les autres parties de l'hygiène, c'est l'enseignement pratique qui contribue le plus à la propagation des connaissances utiles, au progrès de l'amélioration des races.

Depuis le siècle dernier, les agronomes et les vétérinaires français enseignent quelle est la conformation qu'il faut rechercher dans les bêtes de boucherie; ils enseignent que les formes masculines assignées par Buffon comme type de la beauté dans le taureau sont désavantageuses dans les races soumises à la domesticité. Matthieu de Dombasle, avec la lucidité qui caractérise ses écrits, n'avait pas manqué de compléter par d'intéressants commentaires les ouvrages anglais dont il enrichissait notre littérature agricole; mais vainement il démontrait, de cette façon saisissante qui donnait tant de re-

[1] *Recueil de mémoires et d'observations sur l'hygiène et la médecine vétérinaire militaires*, t. VIII, p. 386.

lief à ses idées, qu'on doit préférer à la beauté rustique, recherchée par nos pères, ces formes disgracieuses qui, selon ses expressions, « rendent les animaux fort laids pour l'homme dont les yeux ne sont pas accoutumés à cette espèce de difformité; » ses leçons étaient lettre morte pour les éleveurs.

Il y a vingt ans à peine, pour me montrer les meilleures vaches et les plus beaux taureaux du pays, on me présentait dans le Cotentin, dans le Charolais et sur les montagnes de l'Ariége, des animaux au front large, aux cornes robustes, à encolure forte, à fanon ample, que l'on considérait comme le type de la perfection dans les bêtes bovines.

Il a fallu la démonstration pratique qui résulte tous les ans des grandes exhibitions d'animaux pour faire comprendre aux éleveurs que les caractères indice de force, qualité essentielle pour des animaux sauvages, obligés de se défendre contre leurs ennemis, loin d'être un signe de supériorité pour les animaux que nous protégeons, accusent leur infériorité au point de vue de leur destination; qu'une poitrine ample, des reins larges, un train postérieur chargé de muscles volumineux sur des jambes grêles, une tête légère, des cornes fines ou nulles, une encolure mince et un fanon étroit ou nul, constituent la perfection chez les animaux que nous entretenons pour en retirer des produits.

Progrès réalisés.

En parcourant les fermes, en visitant les troupeaux et les marchés, on peut se convaincre des progrès réalisés : dans la plupart de nos races de bêtes à cornes et de bêtes à laine, on trouve des individus qui, pour la perfection des formes et même pour la précocité, peuvent rivaliser avec les beaux types anglais.

Ainsi se trouve résolue une importante question de physiologie, *l'aptitude de toutes les races des espèces domestiques à acquérir toute la perfection que l'homme a intérêt à leur communiquer*. C'est une proposition que nous osions à peine émettre quand eurent lieu les premières grandes exhibitions d'animaux de boucherie et de reproducteurs.

Influence des études géologiques sur la production des animaux.

Tout en rapportant les résultats acquis dans les diverses branches de l'hygiène vétérinaire principalement à l'enseignement pratique, je ne dois pas oublier de rappeler l'influence exercée par l'étude des sciences sur la production et l'amélioration des animaux.

La connaissance des terrains et des phénomènes météorologiques, en permettant d'apprécier les causes des qualités et des défauts des races domestiques, conduit aux moyens d'augmenter les unes et de combattre les autres. Les effets qui se produisent par les seules forces de la nature indiquent à ceux qui les observent le sens dans lequel ils doivent diriger leurs efforts. C'est par suite de cette démonstration que s'est développé le mode d'élevage usité dans tous les pays où l'industrie chevaline est parvenue à une grande prospérité.

Les cultivateurs qui exploitent les sols accidentés des terrains anciens, sur lesquels existent des prairies et des pâturages naturels, entretiennent des juments poulinières et font naître des poulains; tandis que ceux dont les domaines sont situés sur les plateaux favorables surtout à la culture des céréales et des prairies artificielles achètent de jeunes chevaux pour en compléter l'élevage[1].

Cette division, qui est une condition sans laquelle l'industrie chevaline est languissante, s'est établie malgré les conseils des agronomes, qui recommandaient, aux uns de ne pas vendre leurs poulains si jeunes, et aux autres d'entretenir des juments poulinières pour faire naître les animaux qu'ils peuvent élever. Elle s'étend de plus en plus, parce qu'elle repose sur la nature même des choses, sur la constitution du sol et sur le système de culture qui en est la conséquence.

Au point de vue de l'hygiène, elle offre aussi des avantages, car non-seulement les chevaux livrés au commerce par les contrées particulièrement appropriées à l'élevage sont plus nombreux et ont

[1] Voir, sur cette question, *De l'influence des terrains sur la division de l'industrie zootechnique et sur la production des animaux.* (*Mémoires de la Société impériale et centrale d'agriculture de France*, année 1861, p. 214.)

plus de qualités, mais encore ils sont plus rarement affectés de certaines maladies, de la fluxon périodique, par exemple, qui est si commune dans quelques-unes de nos provinces.

Toutes les grandes questions de l'hygiène vétérinaire et de la zootechnie ont été sérieusement étudiées. Je ne puis pas dire qu'elles ont été résolues. Il est à craindre même que, comme toutes les questions physiologiques qui comprennent des facteurs inappréciables, elles ne puissent pas l'être avec les moyens d'investigation dont nous disposons. Je crois devoir cependant rappeler les travaux de Baudement, de MM. Guy de Charnacé, Huvellier, E. Gayot, Huzard, E. Jamet, Magne, Sanson, Tisserant, Yvart, sur la spécialisation des animaux, sur le rendement des bêtes de boucherie, sur les appareillements, sur la consanguinité, sur le croisement des races, sur l'influence des reproducteurs, etc. En s'inspirant des travaux que je rappelle, les éleveurs peuvent, avant d'entreprendre l'amélioration de leur bétail, calculer les obstacles qu'ils auront à vaincre, et supputer les avantages qu'ils pourront retirer de leur opération.

CHAPITRE III.

PHARMACOLOGIE.

Depuis 1845 à peu près, la doctrine de Broussais a été peu à peu abandonnée, si ce n'est pour les maladies franchement inflammatoires. Pour toutes les autres affections, sa thérapeutique présente en effet de graves inconvénients, spécialement pour le traitement des herbivores, qui résistent moins à l'abstinence que les carnassiers : elle guérit lentement, quand elle guérit, et laisse les animaux dans un état d'affaiblissement qui rend la convalescence longue et nécessairement onéreuse pour le propriétaire. Dans la pratique vétérinaire, il importe de guérir sûrement, rapidement et économiquement, sans s'inquiéter si le traitement répugne aux malades, qui, n'étant que des choses d'une valeur vénale peu considérable, ne sauraient comporter des médications dispendieuses.

Aujourd'hui, à la place de la diète, des saignées et des émollients, qu'employaient exclusivement les partisans de la doctrine physiologique, les vétérinaires font usage d'agents thérapeutiques plus variés et plus appropriés aux maladies, variées elles-mêmes, dont sont affectés les animaux.

Mais, tout en utilisant les ressources si nombreuses que la nature offre au médecin pour modifier l'économie animale et changer l'état de maladie en état de santé, ils ont cherché à ne pas compliquer, sans utilité, la matière médicale et se sont attachés à employer des substances d'un prix peu élevé.

Parmi les observations que je rappellerai, les unes se rapportent à des substances découvertes dans ces derniers temps, les autres à des médicaments déjà connus mais qui ont été employés pour remplir des indications nouvelles. J'emprunterai une partie des faits que je crois utile de rappeler ici au Traité de matière médicale de M. Tabourin. Par une savante classification des travaux si nombreux qu'il a appréciés, notre collègue de l'École de Lyon a imprimé à la pharmacologie vétérinaire un cachet scientifique qu'elle n'avait pas, et aura contribué pour une large part aux progrès réalisés dans l'utilisation des substances médicamenteuses.

HYDROTHÉRAPIE.

L'eau n'est pas seulement un excipient de la plupart des substances actives employées en médecine, c'est aussi un agent thérapeutique précieux, dont les propriétés varient selon sa température. Les vétérinaires l'emploient beaucoup plus souvent qu'anciennement à l'état de glace, à la température de 20 à 30 degrés comme agent émollient, à la température de l'ébullition et à l'état de vapeur.

Mais c'est surtout sous forme de douches et à la température ordinaire, que la médecine vétérinaire fait un grand usage de l'eau sans addition de substances médicamenteuses. Elle l'emploie contre la plupart des maladies externes, contre celles des membres notamment.

A la demande de M. H. Bouley, alors professeur de clinique à l'École impériale vétérinaire d'Alfort, un appareil très-simple a été disposé pour administrer des douches froides aux animaux malades conduits dans cet établissement. C'est un robinet auquel on adapte un tuyau flexible terminé par un ajutage de métal. La pression exercée par l'eau du réservoir qui fournit le liquide permet de diriger, avec la plus grande facilité, un jet d'eau sur toutes les parties du corps des animaux.

M. le professeur Reynal fait aussi un grand usage de ce précieux moyen de traitement.

L'hydrothérapie est employée dans les infirmeries de quelques vétérinaires civils, et M. Ch. Bernard, vétérinaire militaire, après avoir fait connaître, dans un mémoire adressé à la Commission d'hygiène hippique, les services qu'elle peut rendre dans les régiments de cavalerie, commence les conclusions de son travail par les propositions suivantes :

« Les avantages qui se rattachent à l'emploi de l'eau sont : 1° d'économiser le prix des médicaments dont elle tient lieu; 2° de se trouver partout répandue à profusion; 3° de guérir rapidement; 4° de ne jamais tarer les animaux sur lesquels on l'applique; 5° de simplifier la thérapeutique chirurgicale[1]. »

Démontrer par l'expérience que l'on peut souvent remplacer, par l'eau ordinaire, le feu que l'on applique sur les membres des chevaux, qui les tare et ne les guérit pas toujours; que l'on peut guérir avec des douches, ces plaies, ces tumeurs, que les harnais mal ajustés, les coups, produisent à l'épaule, à l'encolure, aux membres des chevaux, me semble constituer un grand progrès, utile surtout aux cultivateurs qui n'ont pas toujours un vétérinaire à leur portée.

ÉTHER, CHLOROFORME.

L'éthérisation, dont la découverte fera tant d'honneur au XIXe siècle, n'est pas seulement utile en évitant aux malades les douleurs produites par le bistouri; elle a en outre le grand avantage de diminuer les chances d'accidents en immobilisant les patients. Éthérisation.

A ce dernier point de vue, elle est surtout utile en médecine vétérinaire. Pendant les opérations qu'ils subissent, les animaux peuvent, par leurs mouvements désordonnés, blesser l'opérateur et se blesser eux-mêmes mortellement; dans tous les cas, ils rendent le succès de l'opération difficile. Du reste, il suffit souvent d'engourdir la sensibilité pour empêcher la douleur et faciliter les opérations.

C'est surtout pour les opérations délicates, ne seraient-elles pas très-douloureuses, que l'éthérisation est indiquée en chirurgie

[1] *Recueil de mémoires et d'observations sur l'hygiène et la médecine vétérinaire militaires,* t. XI, p. 865.

vétérinaire; elle offre le seul moyen de les tenter avec espoir de réussir sur les grands animaux, dont la force musculaire n'est jamais complétement maîtrisée. Aussi à peine cette découverte fut-elle annoncée aux Sociétés savantes, que les vétérinaires, jusque dans le fond des provinces, s'empressèrent de l'utiliser.

Le 12 janvier 1847, Malgaigne rendait compte à l'Académie de médecine des heureux résultats qu'il avait obtenus en appliquant la découverte de Ch. Jackson et de Morlon, et, au mois de mars suivant, MM. Coulom, vétérinaire à Layrac (Lot-et-Garonne), et Popie, vétérinaire à Roquecor (Tarn-et-Garonne), faisaient part à leurs confrères de la Société vétérinaire du département de Lot-et-Garonne de l'emploi qu'ils avaient fait de l'éthérisation, l'un pour opérer un cheval de la seime, et l'autre pour extirper des polypes à une chienne.

Avant la fin de l'année, l'éthérisation était expérimentée et pratiquée dans toutes les écoles vétérinaires de l'Europe.

On y a d'abord étudié les effets des agents anesthésiques et la manière d'appliquer ces agents. M. Tabourin a remarqué, à Lyon[1], et M. Lavocat, à Toulouse[2], qu'il se rencontre des animaux qui sont réfractaires à l'action de l'éther. D'après M. Tabourin, «ceux qui ont déjà été endormis cèdent beaucoup plus promptement ensuite à l'action des anesthésiques.»

M. H. Bouley a souvent employé l'éthérisation à l'École d'Alfort. «Il a signalé, dit M. Vogely[3], témoin comme élève de ses premiers essais, les merveilleux avantages qu'il en a retirés dans l'opération de la hernie inguinale étranglée, en annulant les violentes contractions abdominales qui, non-seulement s'opposent à la rentrée de l'intestin, mais déterminent en outre la sortie d'une portion plus considérable de cet organe, et compliquent l'opération de la manière la plus redoutable.»

[1] F. Tabourin, *Nouveau Traité de matière médicale*, 2e édition, t. I, p. 682.

[2] *Journal des vétér. du Midi*, 1847, p. 112.

[3] *Nouveau Dictionnaire pratique de médecine, de chirurgie et d'hygiène vétérinaires*, t. III, p. 547.

L'éther et le chloroforme ont été employés aussi contre le tétanos. On peut se demander, en effet, si des médicaments dont l'action sur le système nerveux produit des effets si diamétralement opposés à ceux de cette maladie ne seraient pas utiles pour la combattre? MM. Bouley et Reynal, qui s'adressaient cette question[1], ont publié des faits qui tendent à la résoudre affirmativement. M. Vogel, professeur à l'École vétérinaire de Stuttgard, a employé l'éther et le chloroforme mélangés : 1 de chloroforme et 8 d'éther d'abord, et 1 pour 5 ensuite. Il répétait l'inhalation trois ou quatre fois par jour, et chaque fois jusqu'à ce qu'il observât un commencement de narcotisme. Sous l'influence de l'anesthésie le trismus diminue, et les animaux peuvent prendre des aliments et des boissons[2]. C'est une question qui mérite d'être étudiée.

Emploi des anesthésiques contre le tétanos.

SUBSTANCES PYROGÉNÉES.

Aux produits pyrogénés qui étaient employés avec avantage pour combattre les affections parasitaires des animaux domestiques, nous avons ajouté, depuis un quart de siècle, ceux qui sont fournis par la préparation du gaz destiné à l'éclairage. Ces produits, la benzine, le goudron, l'acide phénique, peuvent, pour beaucoup de maladies, être considérés comme des succédanés les uns des autres.

Quelques gouttes de benzine, vaporisées dans un espace limité, suffisent pour faire mourir un moineau. A cause des propriétés très-actives de cet agent, M. Milne-Edwards conseille aux cultivateurs de l'employer pour détruire les insectes nuisibles qui se tiennent dans les lieux fermés et peuvent être atteints par des fumigations quelconques[3]. M. Reynal a cherché à utiliser les propriétés de la benzine dans le traitement des maladies cutanées qui affectent les animaux domestiques[4]. Il en a étudié l'action sur le cheval, le chien,

Benzine; son utilité comme parasiticide.

[1] *Recueil de médecine vétérinaire*, 1847, p. 835; 1848, p. 689.

[2] *Journal de médecine vétérinaire*, publié à l'École de Lyon, 1866, p. 575.

[3] *Bulletin de la Société impériale et centrale d'agriculture*, 1853, p. 407.

[4] M. Reynal, *De la benzine, de ses propriétés thérapeutiques et toxiques.*

le porc, etc. Il a conclu de ses expériences que la benzine est un agent parasiticide très-actif; qu'elle agit plus rapidement que la térébenthine, que les décoctions de tabac, et que la pommade mercurielle.

Aujourd'hui la benzine est entrée dans la médecine usuelle; elle a été employée pour combattre la gale par MM. Reynal, Gillibert et Lambert[1]; pour détruire les insectes qui vivent à la surface du corps et les vers qui habitent les intestins, par MM. Reynal, Rey, Zundel, Mathieu[2]. C'est un précieux médicament, mais qui, en raison de sa grande activité, doit être employé avec prudence, même à l'extérieur.

Goudron minéral ou coaltar; son utilité comme désinfectant et cicatrisant.

Un vétérinaire du département de Lot-et-Garonne, M. Corne, a démontré, dans une note adressée à l'Académie des sciences[3], que le goudron peut être utile comme antiputride, cicatrisant et désinfectant. M. Corne l'emploie mêlé à du plâtre pulvérisé de manière à obtenir une poudre.

La poudre Corne, comme l'a dit, après de nombreux essais, M. Velpeau dans son rapport à l'Académie des sciences[4], est intéressante «au triple point de vue de l'hygiène publique, de la thérapeutique et de l'agronomie.»

Les expériences faites à l'hôpital de la Charité, soit à l'amphithéâtre des autopsies, soit dans les salles de clinique, «ont été également favorables. En poudre ou en cataplasme, le coaltar plâtré, convenablement appliqué, désinfecte les plaies et les suppurations putrides et fétides.» Il a été utilement employé pendant la campagne d'Italie dans les hôpitaux de Milan et de Brescia.

L'opinion de M. le rapporteur de l'Académie des sciences a attiré l'attention sur la poudre Corne, qui a été l'objet de nombreux essais. Un vétérinaire de Paris, M. Benjamin, a résumé de la ma-

[1] *Journal de médecine vétérinaire militaire*, t. III, p. 210.

[2] *Nouveau Traité de matière médicale et de thérapeutique vétérinaire*, t. I, p. 346.

[3] *Compte rendu hebdomadaire*, 1856, 18 juillet.

[4] *Compte rendu hebdomadaire*, 1860, 1er septembre, p. 279.

nière suivante les effets qu'il en a obtenus : « Depuis que la composition de cette poudre désinfectante a été livrée à la publicité, j'en ai fait usage toutes les fois que l'occasion s'en est présentée. Dans tous les cas, la désinfection a été des plus complètes. Des plaies laissant écouler un pus infect, des eaux aux jambes, des blessures du garrot avec carie des ligaments, et des apophyses des vertèbres, ont été pansées par moi avec la poudre de M. Corne, et l'odeur insupportable de ces plaies a disparu instantanément pour faire place à celle très-marquée du coaltar. Il en a été de même d'expériences faites sur des matières putréfiées. Partout et toujours, désinfection instantanée[1]. »

Parmi les inconvénients que M. Velpeau reproche au coaltar est celui de conserver une odeur bitumineuse, en détruisant l'odeur putride. Cet inconvénient a beaucoup moins d'importance pour la médecine des animaux que pour celle de l'homme. Aussi le coaltar, en raison de son prix peu élevé et de son efficacité reconnue, continue-t-il à rendre des services, quoiqu'on lui ait trouvé des succédanés de même origine.

Acide phénique.

L'acide phénique, dont M. le docteur Lemaire a fait une étude complète au point de vue médical, a été employé avec succès comme antipsorique et antipédiculaire par plusieurs vétérinaires. Il a été conseillé aussi contre les maladies ulcéreuses. On l'emploie sous forme de pommade, de teinture, de liniment et d'eau phéniquée. Incorporé dans le plâtre, il forme une poudre d'un usage facile.

Cet agent, d'un prix peu élevé, est très-propre à conserver les matières organiques privées de vie.

ACIDE ARSÉNIEUX.

Les vétérinaires ont constaté que ce puissant agent, si connu dans la médecine des animaux comme antipsorique, peut être utilement employé contre quelques affections de la poitrine qui ont de l'analogie avec celles qu'il combat efficacement dans l'homme.

[1] *Recueil de médecine vétérinaire*, 1860, p. 399.

Soit qu'il rende la digestion plus facile, soit qu'il exerce une action spéciale sur les organes de la respiration, il améliore sensiblement la santé de certains chevaux. On rapporte qu'en Allemagne les cochers de fiacre, les rouliers, donnent à leurs chevaux de l'arsenic blanc mêlé à l'avoine[1]. Les animaux qui en prennent ont la respiration plus aisée et manifestent plus de vigueur.

M. Bouley l'a particulièrement conseillé et employé dans l'emphysème pulmonaire, une des causes les plus ordinaires de la pousse, et le fait suivant démontre qu'il peut en effet faire cesser l'irrégularité de la respiration que l'on qualifie ainsi. Ce fait a été communiqué à la Société impériale et centrale de médecine vétérinaire par M. Jeannin, vétérinaire au haras impérial d'Angers.

« Vers le milieu de février, l'étalon *Fleury* présentait, depuis environ six mois, tous les symptômes d'une pousse arrivée à son dernier degré d'intensité. Ce brillant carrossier, âgé de dix-huit ans environ, n'aurait pu faire la monte dans cet état, et sa réforme était inévitable. Je me décidai à lui faire prendre dans du son frisé 1 gramme d'acide arsénieux par jour, et quelquefois tous les deux jours.

« Après vingt-cinq jours et dix-huit doses, ajoute notre confrère, la guérison paraissait déjà complète aux yeux des plus prévenus. Depuis lors, et sans autre traitement, l'étalon *Fleury* est brillant de santé; il saillit deux fois par jour comme les autres, et n'a plus rien de la pousse[2]. »

COMPOSÉS DE FER. — SUBSTANCES VÉGÉTALES AMÈRES.

Dans ces dernières années, on a employé quelques composés de fer, et des toniques fournis par le règne végétal, l'écorce de saule, la poudre de gentiane, contre la pourriture du mouton, qui, dans les années humides, occasionne des pertes considérables à l'agriculture. Cette maladie s'annonce par la pâleur des membranes mu-

[1] F. Tabourin, *Nouveau Traité de matière médicale*, t. II, p. 256.

[2] *Bulletin de la Société impériale et centrale de médecine vétérinaire*, 1857, p. 104.

queuses, et le nom d'*hydrohémie*, que lui donnent les nosologistes modernes, indique son principal caractère : un sang trop aqueux; ce qui a porté à employer les toniques pour la combattre et surtout pour la prévenir.

Il est résulté des observations publiées à ce sujet que ces médicaments agissent surtout en stimulant l'appétit; employés seuls, ils sont inefficaces, mais, donnés en même temps qu'une nourriture copieuse, ils produisent un excellent effet. Il peut même résulter de leur emploi une disposition aux maladies par excès de sang.

Mme Cora Millet, craignant de voir son troupeau atteint par la pourriture, fit donner à celles de ses bêtes à laine qui avaient l'œil plus pâle qu'à l'ordinaire 1 gramme de sous-carbonate de fer et 2 grammes de poudre de gentiane, tous les jours ou tous les deux jours. Les animaux recevaient d'assez bonnes rations de trèfle, de vesces mêlées à de l'avoine, et ne sortaient pas de la bergerie pendant les temps pluvieux. Après quelques jours de ce traitement, l'œil reprenait sensiblement de la couleur et était même trop rouge dans quelques animaux [1].

Cette observation est conforme à plusieurs autres faits nouvellement publiés. M. Jacquemin a préservé ses agneaux de la même maladie dans le département de l'Aisne, en faisant donner par jour et par tête une once de couperose verte calcinée, et un quart de litre d'avoine. Après trois ou quatre semaines de ce traitement, les yeux et la bouche avaient repris leur couleur naturelle [2].

Les conseils donnés, dans les ouvrages de pharmacologie et d'hygiène vétérinaires, sur les préservatifs de la pourriture sont ainsi confirmés par la pratique des éleveurs. Les toniques, en engageant les animaux à prendre plus de nourriture, celle-ci serait-elle de médiocre qualité, constituent contre cette maladie un préservatif et même un moyen curatif que l'on peut regarder comme certain.

[1] *Bulletin de la Société impériale et centrale d'agriculture*, 1856, p. 301.

[2] *Bulletin de la Société impériale et centrale d'agriculture*, 1863, p. 196.

La pharmacologie est celle des branches des sciences médicales qui compte les faits nouveaux les plus nombreux, sinon les plus remarquables. Presque tous les travaux des hommes qui s'occupent de l'art de guérir convergent vers cette science. Les *composés d'iode*, si efficaces pour compléter la guérison après certaines ponctions; le *perchlorure de fer*, qui rend de précieux services pour arrêter les hémorragies et détruire les principes contagieux; le *sulfure d'arsenic*, excellent dessiccatif; la *glycérine*, si propre au traitement des plaies superficielles; l'*acide sulfurique*, l'*eau de Rabel*, utilement employés dans le traitement de certaines plaies ulcéreuses; l'*huile de pétrole*, qui peut remplacer les autres produits pyrogénés; le *sulfate de cuivre*, efficace comme résolutif et dessiccatif, et tant d'autres médicaments préconisés par les praticiens, devraient trouver place dans une revue des progrès relatifs à l'histoire des médicaments; nous ne pouvons pas cependant, dans ce rapport, nous arrêter davantage sur ce sujet.

CHAPITRE IV.

CHIRURGIE. — MALADIES EXTERNES.

L'histoire des progrès de la chirurgie devrait comprendre les améliorations réalisées dans la fabrication des instruments qui servent à la pratique des opérations, et les perfectionnements apportés dans les procédés opératoires.

Parmi les instruments de chirurgie qui ont été inventés ou perfectionnés, je citerai ceux qui servent à pratiquer la castration des grandes femelles domestiques, ceux qui facilitent la pratique des opérations nécessitées par les accouchements laborieux, ceux qui servent à faire la ponction de l'intestin, à réduire les hernies ombilicales, les hernies inguinales, etc. Les améliorations introduites dans ces divers instruments sont décrites avec clarté et exactitude dans les Éléments de chirurgie vétérinaire de M. Gourdon, professeur à l'École vétérinaire de Toulouse.

Je rappellerai quelques-uns de ces instruments à l'occasion des opérations que je signalerai d'une manière particulière; mais, auparavant, je dois rappeler ici deux découvertes de la médecine humaine qui intéressent la chirurgie vétérinaire : l'*éthérisation,* qui, nous l'avons déjà vu, permet de pratiquer des opérations que l'on ne faisait, avant la découverte de Jackson, que très-difficilement, et l'*écraseur linéaire* du docteur Chassaignac, si utile pour opérer l'extirpation de parties malades ou d'excroissances morbides situées dans la profondeur des organes.

CASTRATION.

Castration des mâles.

Cette opération, nécessaire pour rendre certains animaux dociles, pour faire disparaître la saveur que présente naturellement la viande des mâles dans quelques espèces, qui dispose tous les animaux, même les femelles, à prendre facilement la graisse et à fournir de la viande plus succulente, est toujours très-douloureuse, et peut entraîner des maladies longues, quelquefois mortelles. D'un autre côté, elle est très-souvent pratiquée.

Il importe donc beaucoup de diminuer les dangers qu'elle présente. Aussi a-t-elle toujours tenu une grande place dans la chirurgie vétérinaire. La Société impériale et centrale de médecine vétérinaire a plusieurs fois mis la question de la castration au concours, et, à la suite des rapports faits par MM. H. Bouley et Sanson, elle a accordé des récompenses à plusieurs vétérinaires dont les travaux ont été publiés dans les Mémoires de la Société [1].

Ces travaux, qui font connaître les divers procédés de castration sur plusieurs de nos races de chevaux, et dans les principales régions de l'empire, forment une collection de matériaux utiles à consulter.

Résultats acquis.

Il est démontré que, dans beaucoup de localités, on châtre trop tard les poulains; d'où résulte ensuite une conformation vicieuse, surtout pour les chevaux de selle; que les caustiques, placés entre les casseaux, sont utiles pour produire la mortification des tissus avec lesquels ils sont mis en contact; que la castration par les casseaux à vis réunit à l'avantage des opérations sous-cutanées celui de permettre de rapprocher les deux casseaux à mesure que les parties comprimées se réduisent; que le bistournage, de tout temps pratiqué sur le cheval dans le Midi, est plus rarement suivi d'accidents que l'amputation des testicules.

Castration de la vache.

Vers 1830, un Américain, Thomas Winn, de Natchez, a préconisé la castration des vaches comme moyen propre à prolonger la sécrétion du lait après le vêlage.

Depuis cette époque la question est restée à l'étude.

Comme toutes les opérations pratiquées sur les animaux, la cas-

[1] Tome II et tome VI.

tration des femelles a été examinée à un double point de vue : d'abord est-elle possible, et quel est le meilleur procédé opératoire? Ensuite procure-t-elle un avantage supérieur aux frais de toutes sortes qu'elle occasionne?

Pendant ce quart de siècle, la question chirurgicale a été surtout étudiée par M. Charlier. Ce vétérinaire pratique l'opération par le vagin avec des instruments de son invention qui la rendent facile[1]. M. Colin, professeur à l'École d'Alfort, a apporté quelques modifications aux instruments de M. Charlier[2], et M. Busse, vétérinaire à Saint-Pétersbourg, a fait à l'écraseur linéaire des changements qui adaptent cet instrument à l'extirpation des ovaires. « Avec l'écraseur, dit-il, l'opérateur est libre de ses mains et ne craint pas les hémorragies. »

Pratiquée avec succès par beaucoup de vétérinaires et en particulier par M. Charlier, qui a opéré un grand nombre de vaches dans nos diverses provinces, la castration des vaches réussit, même sur des femelles qui ne sont pas dans des conditions bien favorables, ainsi que le faisait remarquer, il y a quelques années, M. le professeur Hering, de Stuttgard, en rapportant que deux vaches vieilles et épuisées, châtrées à titre d'expérience, avaient parfaitement supporté l'opération.

Ainsi, au point de vue chirurgical, la castration des vaches est praticable : la question n'est pas douteuse. Mais est-elle avantageuse au point de vue économique? Elle ne l'est qu'exceptionnellement, pour rendre plus facile l'engraissement de quelques vaches maladives, qui sont stériles ou inféconds; dans les circonstances ordinaires, les cultivateurs qui ont des vaches à réformer, ou comme laitières, ou comme bêtes de travail, ont plus d'intérêt à les engraisser ou à les vendre, si elles sont en état, qu'à les faire châtrer. D'un autre côté, l'expérience a démontré que la castration ne prolonge pas sensiblement la sécrétion du lait.

[1] *Traité de la castration des animaux domestiques*, par M. J. Gourdon, p. 420.

[2] *Bulletin de la Société impériale et centrale de médecine vétérinaire*, 1858, p. 274.

Castration de la jument.

L'opération réussit également sur les juments; elle a été faite en France avec avantage pour modérer les cavales ardentes, d'un très-mauvais service, souvent inabordables. M. Weber, vétérinaire militaire à Wurzbourg[1], l'a pratiquée à différentes reprises sur des juments de troupe qui devaient être réformées. Une fois opérées, ces juments ont fait un service agréable.

CHAMPIGNON.

Les accidents qui se montrent quelquefois à la suite de la castration ont été soigneusement étudiés comme la castration elle-même. Nous signalerons un progrès dans le traitement du champignon, ou tumeur qui se développe sur quelques chevaux à l'extrémité libre du cordon testiculaire après la castration.

Indication de l'écraseur linéaire.

Cette maladie peut être combattue par les caustiques, par la ligature, l'excision. Ces divers modes de traitement ont été bien précisés par plusieurs praticiens, notamment par MM. Bouley et Lafosse[2], qui en ont fait connaître les indications; mais l'emploi de l'écraseur linéaire est particulièrement indiqué surtout quand la tumeur qu'il faut extirper s'étend loin vers l'abdomen. M. Bouley en a fait l'expérience. « Une fois le champignon isolé des parties qui l'entourent, dit-il, la chaîne de l'écraseur est enroulée à sa base et on en opère le resserrement graduel. Par l'emploi de ce moyen, on réalise tous les bénéfices de l'excision simple sans en avoir les inconvénients; une fois l'opération terminée, toute la masse du champignon étant éliminée d'emblée, et sans hémorragie, la plaie se trouve conséquemment transformée en une plaie simple, dans laquelle rien ne peut plus mettre obstacle à la cicatrisation[3]. »

[1] *Journal de médecine vétérinaire*, publié à l'École de Lyon, années 1862, p. 211, et 1863, p. 452; traduction de M. Zundel.

[2] *Journal des vétérinaires du Midi*, 1854, p. 65. — [3] *Nouveau Dictionnaire pratique de médecine, de chirurgie et d'hygiène vétérinaires*, t. III, p. 460.

HERNIE INGUINALE.

Cette maladie, quand elle se complique d'étranglement, est très-grave, et surtout chez les animaux, parce qu'on ne la reconnaît souvent que lorsqu'il est trop tard pour y remédier, et qu'il est difficile d'assujettir convenablement les malades pour les opérer.

A la gravité qui résulte du déplacement des intestins, de la gêne que ce déplacement apporte dans les fonctions de ces organes, de la sensibilité du péritoine, et de l'action du bistouri sur des organes profonds, qu'il faut dilater, s'ajoutent les accidents que tendent à produire les efforts des malades pendant l'opération : par leurs violentes poussées, les animaux s'opposent à la rentrée de l'intestin, tendent à le rejeter de plus en plus hors de l'abdomen, et l'exposent à être blessé, pressé, contusionné.

C'est donc le cas d'avoir recours à l'éthérisation, qui rend les animaux insensibles, les muscles passifs, et laisse le chirurgien libre dans ses mouvements. En s'aidant de ce moyen, les vétérinaires pratiquent souvent l'opération avec succès.

HERNIE OMBILICALE.

Les organes digestifs, pressant directement sur les parois inférieures de l'abdomen des quadrupèdes, s'opposent quelquefois à l'oblitération de l'anneau ombilical. Il en résulte la chute de l'intestin dans le sac que forme la peau à l'ombilic et une hernie plus ou moins volumineuse.

Les jeunes animaux sont dépréciés par cette infirmité, quoique souvent elle disparaisse naturellement quand elle est abandonnée à elle-même.

Les vétérinaires qui habitent les pays d'élevage se sont beaucoup occupés du traitement de cette hernie. Ils la réduisent, ou en appliquant des irritants sur le sac herniaire, ou en exerçant une compression, un resserrement, une suture, pour maintenir dans l'abdomen les organes qui tendent à descendre, et provoquer la cicatrisation de l'ouverture par où passent ces organes.

Les deux procédés opératoires ont été améliorés dans ces derniers temps.

Réduction par la compression.

M. Marlot, vétérinaire dans la Nièvre, substitue aux plaques, aux pinces, aux casseaux, que l'on emploie ordinairement, deux plaques de zinc réunies à leurs extrémités au moyen de deux vis qui permettent d'éloigner ou de rapprocher ces plaques à volonté. La Société impériale et centrale d'agriculture a accordé à ce vétérinaire une médaille d'or «pour les perfectionnements apportés aux instruments usités, qui les ont rendus simples, d'un emploi sûr et d'un prix peu élevé[1].»

Le traitement de la hernie ombilicale par les irritants s'est enrichi de deux moyens nouveaux.

Réduction par l'acide nitrique.

Un vétérinaire des Côtes-du-Nord, M. Dayot, de Paimpol, opère la réduction au moyen de l'acide nitrique. Il fait des applications de cet agent sur la peau de manière à la raccornir, à produire un engorgement qui maintient l'intestin dans l'abdomen[2].

La Société impériale et centrale de médecine vétérinaire a accordé un encouragement à l'auteur, après un rapport de M. H. Bouley, qui a beaucoup contribué à faire connaître ce procédé. M. Daprey, de Bourbonne-les-Bains[3], M. Quetier, du Quesnay[4], M. le professeur Rey[5], M. Perosino, de Turin[6], se sont félicités de son emploi. Il cause peu de douleurs aux poulains. M. Lafosse, professeur de clinique à l'École vétérinaire de Toulouse, en résume l'utilité dans le passage suivant :

«L'efficacité de la cautérisation azotique contre les hernies

[1] *Bulletin de la Société impériale et centrale d'agriculture*, 1859, p. 516.

[2] *Mémoires de la Société impériale et centrale de médecine vétérinaire*, t. II, p. 265.

[3] *Bulletin de la Société impériale et centrale de médecine vétérinaire*, 1853, p. 66.

[4] *Mémoires de la Société vétérinaire du Calvados et de la Manche*, n° 15, 148.

[5] *Journal de médecine vétérinaire*, 1849, p. 581.

[6] *Bulletin de la Société impériale et centrale de médecine vétérinaire*, 1850, p. 49.

ombilicales est relative; elle dépend surtout de son mode d'application; habilement exécutée, elle possède une supériorité incontestable sur tous les procédés connus..... M. Perosino a bien apprécié cette méthode, en la considérant comme une des plus importantes découvertes dont notre art se soit enrichi dans ces derniers temps[1]. »

Trop faiblement appliqué, cet agent ne guérit pas; à trop fortes doses, il peut entraîner la chute de la peau : il demande à être appliqué par une main intelligente.

Réduction par le chromate de potasse.

M. Modeste Fœlen, médecin-vétérinaire du Gouvernement à Saint-Trond (Belgique), vient de conseiller, comme plus active que les irritants anciennement employés, et moins dangereuse que l'acide nitrique, une pommade composée de 12 grammes de chromate de potasse et de 30 grammes d'axonge : deux ou trois frictions faites en deux ou trois jours, avec ce médicament, « produisent, dit-il, une cure radicale[2]. »

La fréquence de cette hernie dans les contrées d'élevage explique les nombreux travaux dont elle a été l'objet.

INDIGESTION DES SOLIPÈDES.

Les solipèdes sont sujets à des indigestions gazeuses qui peuvent être produites par divers aliments, mais surtout par les fourrages verts, par le trèfle et le vert d'escourgeon notamment.

Traitement par la ponction de l'intestin.

Cette maladie était souvent mortelle : les médicaments administrés à l'intérieur restaient inefficaces, et la ponction faite à l'intestin pour donner issue aux gaz était souvent suivie de la mort des malades; une opération à peu près semblable réussit cependant constamment dans les ruminants.

Depuis quelques années, on a perfectionné le traitement. Déjà, en 1855, M. Rey écrivait : « L'entérotomie doit prendre place dans notre chirurgie parmi les opérations utiles. Il est constaté que la

[1] *Journal des vétérinaires du Midi*, 1850, p. 125.

[2] *Annales de médecine vétérinaire*, publiées à Bruxelles, 1867.

mort qui survient après son emploi n'est due qu'à un mauvais état de l'intestin, ou à des complications indépendantes des manœuvres fort simples qu'elle réclame[1]. »

La cause des insuccès est aujourd'hui connue. On ouvrait l'intestin avec un instrument trop volumineux. M. Charlier, en employant un trocart de la grosseur d'un chalumeau de paille[2], pratique l'opération avec succès, et a beaucoup contribué à la faire connaître par le nombre considérable de faits qu'il a publiés. La Société impériale et centrale d'agriculture de France lui a décerné une médaille[3], ainsi que la Société protectrice des animaux, pour les services qu'il a rendus dans cette circonstance.

Cette délicate opération offre aujourd'hui peu de dangers. « Quatre ou cinq jours après avoir été opéré, dit M. Leimacher, vétérinaire militaire, le cheval, qui ne s'est pas ressenti un instant de la ponction de l'intestin, a été monté à toute espèce d'allures. »

M. Gœttelmann, de Markolsheim, a pratiqué l'opération avec le même succès, et M. Reech, vétérinaire à Colmar, ajoute qu'on peut impunément laisser le tube en place pendant toute une nuit, sans qu'il arrive d'accident. Beaucoup de faits semblables pourraient être rapportés.

Vulgarisation possible de l'opération.

Nous perdons aujourd'hui peu de ruminants pour cause d'indigestion gazeuse. Le cultivateur dont la vache va mourir de cette maladie tire de sa poche son couteau, faute de mieux, et l'opère. Avant peu les vétérinaires auront rendu la ponction de l'intestin du cheval aussi populaire que celle du rumen, et un grand service de plus aura été rendu à l'agriculture.

M. Cassal, de Brumath, est appelé pour visiter un cheval atteint de coliques. Il constate une tympanite du cœcum, et juge la ponction urgente; mais il n'a point d'instrument. Un tuyau de plume

[1] *Journal de méd. vétér.* 1855, p. 366.

[2] *Des indigestions gazeuses du cheval*, par P. Charlier, p. 14.

[3] Voir le *Bulletin de la Société impériale et centrale d'agriculture*, année 1859, p. 117.

d'oie et un fil de fer bien aiguisé lui suffisent. Il pratique l'opération, produit l'évacuation du gaz, et le cheval, immédiatement soulagé, reprend ses travaux habituels le lendemain[1].

PLAIES ARTICULAIRES.

Les plaies articulaires ont beaucoup de gravité dans les animaux. Il n'est pas possible d'imposer aux malades l'immobilité qui faciliterait la guérison, et cependant il faut les guérir radicalement sous peine de les laisser sans valeur.

Irritants substitués aux antiphlogistiques.

Les vétérinaires ont toujours porté une grande attention au traitement de ces maladies, et c'est avec succès que, pour les combattre, ils ont substitué l'emploi des médicaments irritants aux agents antiphlogistiques.

Les bons résultats obtenus de l'emploi de l'*onguent vésicatoire*, du *sublimé corrosif* et de l'*onguent égyptiac*, suffisent pour démontrer le genre de traitement qu'il convient d'employer.

M. Verrier, vétérinaire à Provins, qui, le premier, a préconisé l'onguent égyptiac, a adressé à la Société impériale et centrale de médecine vétérinaire un mémoire, sur lequel M. Benjamin a fait un rapport dont nous reproduisons les conclusions.

Efficacité de l'onguent égyptiac.

« Il est constant, dit l'organe de cette Société, que les effets immédiats de l'onguent égyptiac sont :

« 1° De calmer presque instantanément les vives douleurs du malade;

« 2° De diminuer très-promptement l'abondance du flux synovial;

« 3° De permettre une rapide cicatrisation de la séreuse articulaire;

« 4° De ne laisser après son emploi aucune gêne dans l'articulation malade[2]. »

Ces résultats sont généralement confirmés par les observations

[1] *Bulletin de la Société vétérinaire d'Alsace*, n° 3, p. 17.

[2] *Bulletin de la Soc. imp. et centrale de méd. vétér.* 1858, p. 284; 1859, p. 233.

publiées dans les journaux vétérinaires. La question n'est cependant pas résolue d'une manière complète, et comme la fréquence et la gravité des maladies des articulations des membres dans les chevaux de travail, exposés à tant d'accidents, donnent à l'étude de ces affections un grand intérêt, nous croyons, tout en constatant les résultats acquis, devoir noter ce que l'emploi de l'onguent égyptiac présente encore d'incertain, en reproduisant l'appréciation suivante de M. C. Leblanc.

« Il résulte, dit notre confrère, des observations que j'ai recueillies, que l'emploi de l'onguent égyptiac présente de grands avantages dans le traitement des plaies des gaînes tendineuses, mais que, dans celui des plaies articulaires, il n'est pas toujours aussi infaillible qu'on aurait pu le croire d'après les résultats publiés jusqu'à ce jour. . .

« Un fait bien saillant reste acquis, c'est que l'onguent égyptiac favorise puissamment la coagulation de la synovie, et ne détermine pas d'irritation à la surface des membranes synoviales tendineuses et articulaires; qu'au contraire, il tend à diminuer la sécrétion morbide de ces membranes. Il est évident aussi que, dans le cas d'ouverture des gaînes tendineuses, son emploi donne des résultats très-favorables et remarquables par la promptitude de la guérison. S'il n'en est pas de même pour les plaies articulaires, ce médicament est encore préférable aux divers moyens employés jusqu'à ce jour; mais il reste à déterminer et à fixer les règles qu'il faut suivre pour rendre son emploi plus efficace[1]. »

CALCULS SALIVAIRES.

L'extraction des calculs qui se forment assez souvent dans les canaux salivaires des herbivores domestiques ne présente pas de difficultés; mais on s'est demandé s'il est facile d'obtenir la cicatrisation de l'ouverture pratiquée pour extraire le calcul.

[1] *Clinique vétérinaire*, 1862, p. 338.

Pour citer des faits observés à une époque rapprochée de celle où la question était douteuse, je dirai que MM. Perrié, vétérinaire à Pennes[1], Falières, de Mezin[2], et Guigue, d'Arles[3], ont démontré par les résultats de leur pratique que les fistules salivaires des animaux se cicatrisent facilement.

Pour pratiquer l'extraction des calculs salivaires, M. Lafosse déplace la peau avant de la fendre, et ouvre le canal de Stenon. Après l'enlèvement du calcul, il fait une ponction pour donner issue à la salive dans la cavité buccale. La peau abandonnée ensuite à elle-même recouvre l'ouverture du canal salivaire. L'opérateur pratique alors un pansement ordinaire. Peu à peu l'écoulement diminue, et il se tarit complétement une vingtaine de jours après l'opération[4]. Procédé opératoire.

La présence des calculs peut se compliquer d'abcès. M. Portal, vétérinaire à Uzès, en a observé un cas. Il a extrait cinq calculs du canal de Stenon d'un cheval; ces calculs avaient donné lieu à un abcès: la guérison fut cependant complète quelques jours après l'extraction[5].

CALCULS URINAIRES.

Lorsque ces calculs s'arrêtent dans le canal de l'urètre, on peut en faire l'extraction facilement, et, malgré l'urine, qui tend à s'écouler, la cicatrisation se fait peu de temps attendre, ainsi que le démontrent des faits assez nombreux, observés, dans ces derniers temps, sur les diverses espèces domestiques.

Quoique offrant des difficultés plus grandes, «l'extraction des calculs de la vessie peut être effectuée sans danger, dit M. Bouley, par une incision faite au canal de l'urètre, lorsque ces corps étran- Procédé opératoire.

[1] *Mémoires de la Société vétérinaire du département de Lot-et-Garonne*, 1842, p. 61; 1844, p. 29.

[2] Voir, dans le même recueil, 1844, p. 26.

[3] *Mémoires de la Société vétérinaire du département des Bouches-du-Rhône*, 1846, p. 40.

[4] *Journal des vétérinaires du Midi*, 1856, p. 347.

[5] *Journal de médecine vétérinaire*, publié à l'École de Lyon, 1852, p. 208.

gers sont petits, ou assez mous pour être divisés avec les pinces : on retire les fragments l'un après l'autre. »

Lithotritie.

L'opération devient dangereuse quand, en raison de la consistance du calcul, il faudrait pour l'extraire inciser la vessie. Dans ce cas, il y a indication de la lithotritie. M. Bouley a fait l'opération à l'École d'Alfort[1]. Il s'est servi d'un instrument lithotriteur de grande dimension, inventé par le docteur Guillon. Il n'est pas nécessaire que la division du calcul soit très-minutieuse. L'éthérisation est, dans cette circonstance, d'un grand secours, sinon indispensable.

JAVART CARTILAGINEUX.

Les maladies du pied dans le cheval sont fréquentes et graves : elles sont fréquentes à cause des accidents auxquels les parties inférieures des membres sont exposées, à cause des blessures faites par les maréchaux en pratiquant la ferrure, à cause de la boue et des eaux irritantes dans lesquelles marchent souvent les animaux, à cause de la fatigue et de la percussion des pieds sur le sol ; elles sont graves, parce qu'elles mettent les animaux dans l'impossibilité de travailler ; douloureuses et difficiles à guérir, à cause de la composition anatomique du pied et de la tendance du sang à se porter dans les parties basses.

Les travaux relatifs à ces maladies qui, dans ces derniers temps, ont eu les résultats les plus utiles ont porté sur le javart, le crapaud et l'encastelure.

Avantages de son traitement sans opération.

Le javart acquiert beaucoup de gravité quand il attaque le cartilage latéral du dernier phalangien ; il constitue alors le javart cartilagineux. On ne pouvait le guérir que par l'extirpation d'une partie du sabot et du cartilage malade ; l'opération nécessitait un traitement long et entraînait la déformation plus ou moins grande du pied.

[1] *Recueil de médecine vétérinaire*, 1858, p. 1137.

Un vétérinaire français, M. Mariage, a découvert un moyen simple et presque toujours efficace de guérir le javart sans opération[1]. Ce moyen consiste en des injections fréquentes faites dans la plaie avec la liqueur de Villate, composée de sulfate de cuivre, de sulfate de zinc et de sous-acétate de plomb, dissous ou délayés dans le vinaigre[2].

Ce procédé, si simple, n'a pas tardé à être apprécié par les vétérinaires et a partout remplacé l'opération dite *du javart*. En le préconisant, Mariage, mort depuis peu, a donné le moyen de conserver beaucoup de chevaux, jeunes et vigoureux du reste, que cette maladie toute locale dépréciait complétement.

CRAPAUD.

On appelle ainsi une maladie qui consiste en une altération, une désorganisation progressive de la face inférieure du pied dans les solipèdes.

Considérée comme très-difficile à guérir, mais non comme incurable, — car on a toujours cité quelques cas de guérison, — elle a été l'objet de beaucoup de travaux, qui ont eu pour but d'en étudier les causes, la nature et le traitement.

Malgré d'intéressantes recherches microscopiques, nous ignorons encore la nature de la maladie et l'influence exercée sur son développement par la constitution des animaux et par les agents extérieurs; mais nous avons fait un progrès sensible dans la manière de la traiter. Je ne m'occuperai que de ce sujet.

Traitement par les caustiques.

Tous les caustiques, le feu même, peuvent combattre le crapaud. M. Delorme l'a guéri avec l'*acide nitrique*[3], Collignon avec

[1] *Guérison infaillible dans tous les cas du javart cartilagineax, en quinze jours et sans opération*, par M. Mariage, vétérinaire à Bouchain (Nord), vice-président de la Société vétérinaire des départements du Nord et du Pas-de-Calais, 1847.

[2] *Recueil de médecine vétérinaire*, 1847, p. 494.

[3] Consulter, dans le *Nouveau Dictionnaire pratique de médecine, de chirurgie et d'hygiène vétérinaires*, l'article *crapaud*, p. 534.

l'*eau de Rabel*[1], M. Huart avec le *beurre d'antimoine*[2], M. Delaval avec le *sulfate de cuivre*, le *sulfate de zinc* et le *sulfate de fer*[3]. M. Mégnin qui, d'après ses recherches micrographiques, considère le crapaud comme une affection locale de nature essentiellement parasitaire, le traite avec le *perchlorure de fer*. «Par le perchlorure de fer, dit-il, on obtient la guérison du crapaud et des eaux aux jambes, sûrement et radicalement, dans l'espace de quinze à vingt jours[4].»

Traitement par les substances pyrogénées.

A l'extirpation des parties malades, à la cautérisation par le feu et les caustiques, que l'on pratiquait en se fondant sur ce que la maladie est cancéreuse, M. H. Bouley, qui la considère comme due à un vice de sécrétion de la corne, substitue des agents propres à ramener cette fonction à son rhythme naturel. «Dans le crapaud, dit-il, l'appareil producteur de la corne n'est pas détruit, il n'est que malade; sa sécrétion seule est altérée. Donc il importe de le modifier dans sa fonction, en respectant le plus possible sa structure organique : le traitement avec les agents pyrogénés remplit en tous points cette indication[5].»

Ces agents étaient abandonnés depuis longtemps lorsque M. Reynal en a introduit l'usage dans la clinique de l'École d'Alfort, en 1847. M. Bouley reconnaît au goudron, à l'huile de cade et à l'huile de pétrole, la puissance de modifier avantageusement la corne sans produire de cautérisation profonde.

Par l'acide sulfurique et l'alun calciné.

M. Plasse de Niort a, l'un des premiers, affirmé que le crapaud est une maladie que l'on peut guérir radicalement et à peu de frais, et il l'a affirmé d'une manière assez positive pour convaincre ses confrères. Il le traite avec une pâte composée d'acide sulfurique et d'alun calciné. Attribuant la maladie à des champignons, végétaux

[1] *Nouveau Dictionnaire de médecine, de chirurgie et d'hygiène vétérinaires*, art. *crapaud*, p. 537.

[2] *Bulletin de la Société impériale et centrale de médecine vétérinaire*, 1856, p. 57.

[3] *Nouveau Dictionnaire, etc.* p. 541.

[4] *Journal de médecine vétérinaire militaire*, t. III, p. 87.

[5] *Nouveau Dictionnaire lexicographique*, publié par MM. Bouley et Raige Delorme, p. 296.

qui en général se développent vigoureusement dans l'obscurité, il fait le pansement sans appareil, afin de laisser la plaie exposée à l'air. « Il faut, dit-il, à l'opposé de ce qu'on fait ordinairement pour les plaies de pied, le traiter à l'air libre, sans appareil aucun, condition sans laquelle on n'obtient rien de positif. »

M. Bouley, qui, après Chabert, appelle le crapaud *l'opprobre de l'art,* et qui, nous venons de le voir, place en première ligne, pour le combattre, le goudron, reconnaît que la pâte caustique de M. Plasse, et le mode particulier de traitement préconisé par ce vétérinaire, sont parfaitement indiqués dans les cas où le crapaud résiste à l'action modificatrice des pyrogénés.

Cette indication précise du traitement le plus convenable est une conséquence de l'étude si complète que M. Bouley a faite du développement des phénomènes présentés par la maladie et de l'activité de la pâte caustique de M. Plasse, et son opinion est confirmée par M. Lafosse, qui, de son côté, recommande ce médicament quand il existe un gonflement considérable des tissus.

Le résultat définitif des nombreux travaux auxquels le crapaud a donné lieu, c'est que la guérison dépend beaucoup de la manière dont le traitement est dirigé, et qu'on peut, avec des médicaments de peu de valeur, conserver les animaux affectés de cette maladie.

ENCASTELURE.

C'est le resserrement du sabot du cheval, d'où résulte la compression des parties vivantes enveloppées par l'ongle. Les chevaux des races légères y sont les plus exposés.

Dans ces derniers temps, les vétérinaires ont beaucoup étudié cette déformation, en s'attachant à rechercher les moyens de la prévenir, et d'y remédier quand elle s'est produite.

Il résulte des travaux les plus récents qu'une ferrure rationnelle, quant à la préparation du pied et à la forme du fer, constitue un moyen préservatif souvent efficace. Moyen préservatif.

Traitement par l'affaiblissement de la muraille.

Quelques praticiens traitent l'encastelure en affaiblissant la muraille. A cet effet, M. Weber, par exemple, fait parer le pied à fond, en recommandant de ne pas toucher à la fourchette, pratique des rainures qui s'étendent du bourrelet jusqu'au bord inférieur de la muraille, l'une au niveau de la mamelle, et l'autre à égale distance de celle-ci et du talon, et fait appliquer un fer à planche portant bien sur la fourchette [1].

Par le fer à étais mobiles.

M. Fourès, vétérinaire militaire, a proposé, pour élargir le pied encastelé, un fer dit *fer à étais mobiles*, dénomination qui en indique la disposition et les effets. Le procédé a été soumis à la Société impériale et centrale de médecine vétérinaire, qui, après le rapport de M. C. Leblanc, a accordé à l'auteur une médaille d'or [2].

Par le désencasteleur.

De tous les procédés, les plus efficaces sont fondés sur l'écartement des talons au moyen d'instruments à vis, appelés *désencasteleurs*.

Il y a bientôt un demi-siècle, Defays a imaginé un de ces appareils, et M. Jarrier, maréchal à Blois, en a proposé un autre, il y a quelques années, plus simple, et surtout beaucoup plus léger.

Après avoir écarté les talons au moyen de son appareil, M. Jarrier les fixe écartés avec un fer pourvu, sur le bord interne des branches, près des éponges, de deux pinçons, un sur chaque branche.

La question de l'encastelure est d'un grand intérêt pour l'armée, qui compte dans son effectif beaucoup de chevaux des races les plus exposées à cette déformation du pied. La Commission d'hygiène hippique l'avait mise au concours, et elle a accordé une médaille d'argent à M. Salles, qui a bien apprécié ce qui a été fait sur cette question, et à M. Jovart, qui a fait connaître les déformations qu'éprouvent les pieds encastelés [3].

M. Salles a modifié le désencasteleur Jarrier, l'a rendu un peu

[1] *Recueil de médecine vétér.* 1860, p. 12.

[2] *Bulletin de la Société impériale et centrale de médecine vétérinaire*, 1859, p. 206.

[3] *Recueil de mémoires et observations sur l'hygiène et la médecine vétérinaire militaire*, t. XIII, 1862, p. 484.

plus léger, et la Société impériale et centrale de médecine vétérinaire, après un rapport de M. Leblanc, lui a accordé une médaille d'or[1] pour récompenser un mémoire où les divers moyens préservatifs et curatifs sont appréciés.

En raison de la gravité et de la fréquence du resserrement des pieds dans les solipèdes, aucun moyen de le combattre ne doit être indifférent, et celui de M. Jarrier peut surtout rendre de grands services. « Le désencasteleur, dit M. Lafosse, est une des plus belles découvertes qui se soient faites de nos jours en chirurgie : il rendra les plus grands services à l'art de conserver l'un des organes de locomotion les plus essentiels et les plus utiles de nos quadrupèdes domestiques[2]. »

[1] *Bulletin de la Société impériale et centrale de médecine vétérinaire*, 1859, p. 192.

[2] *Journal des vétérinaires du Midi*, 1859, p. 217.

CHAPITRE V.

MALADIES INTERNES.

Progrès dans la connaissance du diagnostic.

Sous l'influence de l'esprit d'observation qui a dirigé les auteurs des bons travaux faits à notre époque sur la pathologie, toutes les grandes questions de cette science ont été fructueusement étudiées : l'emploi de plus en plus généralisé de l'auscultation, de la percussion; les procédés empruntés à la chimie, à la physique; la micrographie, des instruments explorateurs particuliers, fournissent pour l'établissement du diagnostic des données précieuses, que l'on soupçonnait à peine il y a un demi-siècle.

Ce que les grands médecins, les observateurs doués au suprême degré du tact médical ne faisaient que pressentir, les praticiens ordinaires le constatent de nos jours d'une manière positive.

Ces moyens d'investigation sont surtout utiles aux vétérinaires, qui, ayant à explorer des malades privés de la parole, n'arrivent à la connaissance du diagnostic qu'avec de grandes difficultés; en les utilisant, le praticien parvient à distinguer le diabète sucré de la polyurie, à différencier le pus des liqueurs normales qui lui ressemblent, à constater, par la présence des œufs dans les excréments, celle de quelques helminthes dans les voies digestives; il parvient à distinguer les affections de la poitrine de celles de quelques viscères abdominaux, ce qui, à une époque peu éloignée, était plein de difficultés; à préciser quel est l'organe pectoral malade, si c'est le cœur ou le poumon, et, dans ce dernier cas, si ce sont les tissus pulmonaires proprement dits, ou les bronches, ou les plèvres; à distinguer enfin l'ancienneté des lésions cadavériques, avec une précision souvent utile pour guider dans l'application des lois sur la rédhibition.

Pour signaler un autre ordre de recherches relatives à l'établissement du diagnostic, je dois rappeler ici les travaux de M. Goubaux sur les paralysies locales dues à des lésions des nerfs. Ces travaux, en comblant ce que Bouley jeune appelait une *lacune* laissée à son Mémoire sur les paralysies, ont fait connaître la cause de plusieurs affections du cheval [1].

Dans un mémoire antérieur [2], M. Goubaux avait étudié les paralysies occasionnées par l'oblitération des artères. Ses expériences et les observations rapportées dans son travail établissent que le degré de paralysie est en rapport avec le degré d'oblitération des vaisseaux, et que le pouls fait connaître l'état morbide survenu dans les organes de la circulation.

En éclairant le diagnostic des paralysies locales et en particulier de quelques affections des membres, ces travaux ont contribué à diminuer les très-grandes difficultés que présente l'établissement du diagnostic dans certaines boiteries du cheval.

La médecine vétérinaire s'est enrichie de quelques bonnes monographies; MM. Bouley et Reynal en ont donné plusieurs dans le dictionnaire qu'ils publient [3], mais nous n'avons pas d'ouvrage dans lequel les maladies soient méthodiquement exposées. C'est une lacune que comble M. Lafosse, professeur de clinique à l'École vétérinaire de Toulouse, par la publication de son Traité de pathologie vétérinaire.

PLEURÉSIE.

Un professeur de l'École de Lyon, M. Saint-Cyr, en précisant les observations de ses prédécesseurs et en utilisant celles qui lui sont propres, a fait connaître, dans un travail publié en 1859 et 1860 [4], les signes qui distinguent les maladies du poumon et des

[1] *Mémoire sur les paralysies locales ou partielles.* (*Recueil de médecine vétérinaire*, 1848, p. 205, 714; 1850, p. 626.)

[2] *Mémoire sur les paralysies causées par l'oblitération de l'aorte postérieure et de ses divisions terminales*, 1846, p. 578.

[3] *Nouveau Dictionnaire de médecine, de chirurgie et d'hygiène vétérinaires.*

[4] *Recherches anatomiques, physiologiques et cliniques sur la pleurésie du cheval.*

bronches de celles des plèvres, maladies que l'on est le plus souvent exposé à confondre.

Ce confrère est arrivé aux résultats pratiques que je constate, en analysant avec précision la toux que font entendre les animaux malades, les sensations qu'ils manifestent selon les parties des parois thoraciques que l'on presse, les mouvements exécutés par les parois abdominales et pectorales qui se meuvent pendant l'expiration et l'inspiration, la nature et la couleur des matières qui sont rendues par les naseaux; enfin, en tenant compte du bruit que l'on entend, à travers les parois du thorax, dans les diverses maladies.

Le médecin, qui connaît par les réponses de ses malades toutes les sensations qu'ils éprouvent, et qui dirige à volonté leurs actes; qui demande des mouvements respiratoires étendus ou bornés, et qui les obtient; qui commande de tousser ou de faire une ample inspiration, et qui est obéi; qui peut enfin connaître et apprécier toutes les données commémoratives qui ont précédé l'invasion de la maladie, se ferait difficilement une idée des difficultés qu'ont à surmonter les vétérinaires pour arriver à des résultats tels qu'ils les obtiennent aujourd'hui.

HÉMATURIE.

Cette maladie règne dans plusieurs départements sous forme enzootique et occasionne des pertes considérables. Aussi a-t-elle plusieurs fois attiré l'attention des administrations départementales.

M. Pichon, vétérinaire à Château-Gonthier, et M. Sinoir, vétérinaire à Laval, l'ont étudiée dans la Mayenne et ont publié les résultats de leurs observations. M. Reynal, que l'administration préfectorale avait appelé sur les lieux, en rendant compte à la Société impériale et centrale d'agriculture[1] du mémoire de M. Pichon, et ensuite, au conseil des professeurs de l'École d'Alfort,

[1] *Bulletin* de la Société, 1864, p. 511.

de celui de M. Sinoir, a appuyé, d'après ses propres observations, les conclusions de nos deux confrères de la Mayenne.

Ces trois vétérinaires établissent que l'hématurie des ruminants est plutôt une affection du sang qu'une maladie des reins et de la vessie, ainsi qu'on l'avait cru pendant longtemps; que c'est en agissant par le régime, par le mode de culture des terres, par le chaulage au besoin, qu'il faut prévenir le mal, car il est difficile d'en arrêter les progrès quand il s'est déclaré.

Une partie de la Normandie souffre de l'hématurie, et la Société vétérinaire des départements du Calvados et de la Manche a mis au concours l'étude de cette maladie. M. Zundel, vétérinaire à Mulhouse, et M. Poisson, vétérinaire à Sainte-Mère-Église (Manche), qui ont obtenu chacun une médaille d'argent, recommandent aussi les moyens hygiéniques, l'assainissement des pâturages et des prairies où poussent les plantes insalubres qui contribuent à produire la maladie[1].

POURRITURE DES OS, OSTÉOCLASTIE.

M. Zundel a donné le nom d'*ostéoclastie* à une affection des os appelée en Allemagne *Knochenbrüchigkeit*, et en France, *pourriture des os*, *pourriture osseuse*.

Les animaux malades sont faibles, ne peuvent pas se tenir debout et ont les os d'une grande friabilité. Cette affection a été un véritable fléau pour quelques communes de l'Alsace[2].

Plusieurs vétérinaires français et M. Fuchs, ex-professeur de l'École vétérinaire de Carlsruhe, ont établi qu'elle tient à un vice de la nutrition.

« Il n'y a, dit M. Zundel, que les grands moyens hygiéniques, le drainage, les amendements calcaires, qui puissent être utiles. En effet, en Allemagne, on l'a fait disparaître des contrées où elle régnait, en répandant de la chaux sur les prairies; en France, on

[1] *Mém. Soc. vétér. du Calvados et de la Manche*, 1864, séance du 10 avril.

[2] *Bulletin de la Société vétérinaire d'Alsace*, n° 4, p. 15 et suiv.

a traité les animaux affectés de la *cachexia ossifraga* par des carbonates alcalins[1]. »

MALADIE CHANCREUSE.

Les étalons et les juments employés à la reproduction sont exposés à une affection que l'on appelle *maladie chancreuse*, à cause des ulcères qui forment un de ses caractères; on la désigne encore sous la dénomination de *maladie du coït*, du nom de l'acte qui la propage.

Son origine est inconnue. Avant son apparition en France, elle avait régné en Russie, en Autriche, en Prusse, dans le Hanovre. Elle a attiré l'attention de l'administration vers 1851 et 1852. A cette époque, elle occasionnait des pertes assez considérables dans la circonscription du dépôt d'étalons de Tarbes. M. Yvart, alors inspecteur général des écoles vétérinaires, a été chargé de l'étudier.

En 1854, MM. Lafosse et Prince ont fait, à l'École vétérinaire de Toulouse, des expériences qui ont confirmé les propriétés contagieuses qu'on lui avait déjà reconnues. Le rapport qu'ils ont adressé à M. le Ministre constate qu'elle se transmet par l'acte de la génération : elle peut être communiquée par des animaux qui en sont guéris, en apparence, depuis plusieurs années.

Nous connaissons la maladie quant à ses symptômes, à ses lésions anatomiques et à la manière dont elle se propage, mais nous ne possédons pas de médicaments reconnus propres à la combattre; comme elle guérit spontanément lorsqu'elle n'est pas bien grave, et que, d'un autre côté, on l'a vue reparaître, dans la saison de la monte, sur des animaux qui, depuis deux, trois ans, paraissaient être en bonne santé, il est difficile d'apprécier les effets curatifs des agents qu'on lui oppose.

La médecine ne peut que conseiller d'en préserver les animaux.

[1] M. Lafosse, *Traité de pathologie vétérinaire*, t. II, p. 510.

Mesures de police sanitaire propres à en arrêter la propagation.

En Prusse, d'après un arrêté ministériel du 22 septembre 1840, reproduit par M. Reynal [1], les étalons qui en sont affectés ne peuvent être employés à la reproduction que trois ans après la disparition de tous les symptômes, et les propriétaires sont tenus, aussitôt qu'ils reconnaissent la maladie chez un animal, d'en faire la déclaration à l'autorité, qui défend de vendre le malade hors de l'arrondissement, à moins qu'il n'ait été soumis à la castration.

MORVE.

La morve a été, dans ces derniers temps, l'objet de nombreux travaux : sa nature, ses causes, ses symptômes, les lésions qu'elle laisse après la mort, sa curabilité, les moyens de la prévenir et de la traiter quand elle existe, ont été plusieurs fois discutés à l'Académie de médecine, à la Société vétérinaire, comme dans les journaux.

Progrès dans la connaissance du diagnostic.

Les symptômes ordinaires de la morve confirmée sont connus depuis longtemps; mais les observateurs contemporains ont contribué cependant à éclairer son diagnostic, en démontrant qu'elle peut produire des phénomènes morbides loin des organes que l'on considérait comme étant son siége exclusif, et que les lésions cadavériques qu'elle occasionne sont plus graves et plus générales qu'on ne l'avait supposé. M. H. Bouley les a résumées de la manière suivante :

Des lésions cadavériques.

« Les lésions cadavériques de cette maladie sont, outre la destruction ulcéreuse de la pituitaire et de la peau : 1° des abcès métastatiques multiples dans les poumons, le foie, la rate, les testicules, les parois du cœur, les muscles locomoteurs, etc. 2° des pneumonies lobulaires; 3° les lésions caractéristiques de l'inflammation pyogénique des séreuses : plèvres, cavités articulaires, tendineuses; 4° des abcès du tissu cellulaire; 5° les lésions caractéristiques de l'inflammation suppurative des vaisseaux et des

[1] *Nouveau Dictionnaire de médecine, de chirurgie et d'hygiène vétérinaires*, t. IV, p. 247.

ganglions lymphatiques; 6° les lésions propres de l'orchite et de l'épididymite suppurées; 7° des collections purulentes dans les sinus de la tête[1]. »

Un point qui a été constaté dans les écoles vétérinaires et qui a une grande importance pratique, c'est que la maladie peut exister sans se manifester par les symptômes qui font reconnaître ce qu'on appelle la *morve confirmée*. Conséquences pratiques.

On a plusieurs fois trouvé, à l'autopsie de chevaux sacrifiés pour les dissections et pour la pratique des opérations chirurgicales, des lésions de la morve sur des chevaux qui n'avaient pas présenté les symptômes particuliers propres à la maladie.

Les praticiens reconnaissent aujourd'hui qu'il faut « exercer une surveillance des plus actives sur les chevaux qui ont un jetage ou un glandage, sur ceux qui portent des glandes sans jetage, quelque petites qu'elles soient; car de tels chevaux sont souvent morveux et infectés, sans qu'ils présentent encore le moindre indice propre à nous faire soupçonner l'existence de leur maladie[2]. »

La contagion, que beaucoup de vétérinaires ont niée pendant près d'un demi-siècle, a été démontrée par les expériences et les observations des contemporains; il a été reconnu que la maladie ne se transmet pas seulement par un virus localisé, comme cela a lieu pour quelques autres affections contagieuses, mais par les diverses parties du corps des animaux malades. Contagion.

Les résultats que nous constatons sont d'un grand intérêt au point de vue de l'hygiène publique; ils démontrent que, pour éviter la contagion de la maladie, les précautions ne doivent pas s'appliquer exclusivement aux animaux morveux, mais à tous les objets avec lesquels ces animaux ont été en contact : harnais, crèches, et notamment aux produits divers, sang, chair musculaire, graisse, peau, etc. qu'ils fournissent après l'abatage.

[1] *Nouveau Dictionnaire lexicographique et descriptif des sciences médicales et vétérinaires*, art. *morve aiguë*.

[2] Nous empruntons ces lignes au *Journal de médecine vétérinaire militaire*, décembre 1866, p. 405.

Étiologie; préservatifs.

Sans avoir démontré la nature de la morve, les causes qui la produisent, et comment ces causes agissent, les recherches auxquelles cette maladie a donné lieu n'ont pas été sans utilité pratique. En faisant connaître quelles sont les circonstances dans lesquelles la maladie se manifeste le plus souvent, l'observation a conduit aux moyens de la prévenir, ou du moins de la rendre plus rare : nous avons vu, en parlant de l'hygiène, que la mortalité qu'elle occasionne a beaucoup diminué sur les chevaux de l'armée et sur ceux des grands établissements où l'on sait profiter des progrès réalisés sur cette question d'étiologie.

Depuis que les propriétés contagieuses de la morve ont été bien démontrées, et que le préfet de police a prescrit des mesures sanitaires propres à prévenir la contagion, la communication de la maladie aux hommes qui soignent les chevaux ne s'est guère montrée que dans les campagnes, où le soin des animaux malades est trop souvent confié à des guérisseurs, qui, ne sachant pas reconnaître la gravité du mal, négligent d'avertir les personnes chargées de conduire les chevaux malades du danger qu'elles courent.

Plusieurs médicaments ont été préconisés comme propres à guérir la morve, mais aucun ne mérite d'être rappelé, malgré les quelques cas de guérison de morve confirmée qu'on dit avoir obtenus.

RAGE.

La rage est toujours aussi mystérieuse quant à sa nature que terrible par ses effets, et si j'ai à la rappeler dans cette revue, ce n'est malheureusement pas pour constater le succès des tentatives faites pour la guérir.

La rage peut être transmise par les herbivores.

Nous avons longtemps admis que les herbivores affectés de la rage ne pouvaient pas la communiquer. Des expériences du professeur Rey, à l'École vétérinaire de Lyon, et de Renault, à l'École vétérinaire d'Alfort, ont démontré le contraire.

Nous pensions surtout que le cheval, le bœuf, n'ayant pas l'instinct de mordre, ne la transmettraient pas par la morsure, quand

M. le professeur Tardieu a rapporté le fait suivant : « Pour la première fois en 1862, dit-il, un fait entouré de toutes les garanties désirables s'est produit dans le département de l'Ain. Il s'agit d'un jeune homme de vingt-deux ans, mordu par une vache enragée, chez lequel, aucune précaution n'ayant été prise, la rage fait explosion au bout de trente jours, et qui est enlevé en 48 heures[1]. »

M. Maury, vétérinaire à Montpellier, a confirmé cette observation, en rapportant qu'une antilope enragée avait atteint avec sa dent le doigt de son gardien.

Ce confrère, après avoir observé la rage sur deux antilopes qui avaient été mordues par un chien, écrivait dans le Journal des vétérinaires du Midi[2] : « Ces deux cas m'ont surabondamment prouvé que, dans l'état rabique, le happer est assez fréquent, et que, si la dent ne pénètre pas, comme celle du chien, à travers les tissus, elle peut fort bien, par son bord tranchant, occasionner une blessure sur une partie en état de nudité, et inoculer le virus rabique. »

Durée de l'incubation.

Des expériences faites par Renault à l'École impériale vétérinaire d'Alfort, et des documents recueillis avec soin par l'administration sanitaire dans les départements, il résulte que l'incubation de la rage n'a pas cette longueur excessive qu'on lui a souvent attribuée, mais qu'elle peut se prolonger cependant, quoique très-exceptionnellement, au delà de dix et même de onze mois.

Aucun des innombrables moyens nouvellement proposés comme préservatifs de la rage n'est digne d'être rappelé. La cautérisation constitue le préservatif le moins incertain; mais les expériences démontrent qu'il faut la pratiquer immédiatement après la morsure.

Mesures de police sanitaire propres à en arrêter la propagation.

Le congrès vétérinaire international tenu à Vienne en 1865 a conseillé entre autres mesures :

1° Le recensement exact des chiens dans chaque commune;

2° L'obligation imposée aux propriétaires de mettre à chaque chien une marque qui puisse le faire reconnaître;

[1] *Bulletin de l'Académie de médecine*, 1862-1863, p. 1148. — [2] Année 1864, p. 454.

3° Une taxe aussi élevée que possible, afin de restreindre le nombre de ces animaux ;

4° La destruction des chiens errants, et une grande surveillance ayant pour but d'empêcher les chiennes en chaleur de parcourir la voie publique ;

5°-8° L'abatage des chiens enragés, et le séquestre rigoureux, ou mieux l'abatage de ceux qui ont été mordus par des animaux enragés.

Si l'on se rappelle que la rage a pu se développer huit mois et plus après l'inoculation, on se demandera si l'abatage des animaux mordus ne devrait pas être rigoureusement ordonné, à cause de la difficulté de les tenir séquestrés pendant un temps aussi long.

VACCINE.

Avant la pratique de la vaccination artificielle, les habitants du comté de Glocester avaient remarqué que les vachers et les cochers sont souvent préservés de la petite vérole. Edward Jenner savait aussi, lorsqu'il conseilla la pratique de la vaccination, que les personnes chargées de traire les vaches contractent, quand elles ont des gerçures aux mains, une affection pustuleuse, et que, par suite, « elles sont à jamais exemptes de contracter la petite vérole[1] ; » que les vaches qui communiquaient ainsi les pustules préservatrices avaient elles-mêmes des pustules sur les mamelles.

Il savait, d'un autre côté, que dans certains cas les palefreniers, en soignant les chevaux, contractent une maladie pustuleuse qui les préserve aussi de la variole ; que même l'affection des chevaux se communique aux vaches, et qu'en définitive c'est du cheval que provient la vaccine ; qu'elle se communique à l'espèce humaine, directement en se transmettant du cheval à l'homme, ou d'une manière indirecte en passant par la vache pour arriver à l'homme.

[1] *Instruction du Comité de la Société centrale de vaccine.*

Opinion de Jenner sur son origine.

Il croyait même, d'après la tradition et d'après quelques observations incomplètes, que la vaccine de l'homme et le *cow-pox* provenaient de la maladie du cheval qu'il appelait *grease, sore heel*, et que nous avons généralement considérée en France comme étant la maladie assez fréquente et bien connue sous le nom d'*eaux aux jambes;* mais il n'avait jamais pu le démontrer par l'expérience, et les expérimentateurs de tous les pays, quoique ayant varié leurs essais de toutes les manières, n'ont pas été plus heureux que lui : les uns attribuaient la vaccine aux eaux aux jambes, d'autres au javart, d'autres à une affection constitutionnelle coïncidant avec les eaux aux jambes, etc.

Depuis le siècle dernier, cette question a préoccupé les praticiens comme les savants. Elle est très-importante, car, si en se transmettant d'homme à homme le vaccin s'affaiblit, ainsi que le supposent quelques auteurs, comment pourrions-nous le renouveler si nous ne savons pas remonter à son origine?

Faits de communication de la vaccine du cheval à l'homme.

Les faits, même assez nombreux, que le hasard donnait l'occasion d'observer semblaient démontrer que la vaccine provient, comme l'avait cru Jenner, des eaux aux jambes du cheval. MM. les docteurs Maunoury et Pichot avaient observé un de ces faits dans le département d'Eure-et-Loir[1]. En le publiant, ils rapportent le passage suivant, que nous reproduisons parce qu'il démontre que des observations semblables étaient assez fréquentes.

« Rolland se présente à la consultation de l'hôpital Saint-Louis. Il avait aux deux mains une éruption sur la nature de laquelle Biett interrogea successivement tous les médecins présents, sans qu'aucun d'eux pût poser un diagnostic précis.

« Alors Biett, sans faire de questions au malade, nous dit que cet homme devait être maréchal ferrant; qu'il avait ferré, une dizaine de jours auparavant, des chevaux atteints d'eaux aux jambes, et qu'alors il avait probablement des gerçures aux mains.

[1] *De la contagion du virus des eaux aux jambes du cheval à l'homme*, 1857.

« Le rapport du malade confirma pleinement toutes les assertions de Biett. Depuis le 2 mars 1837 jusqu'au 26 du même mois, Rolland travaillait au Mans chez un maréchal ferrant. Il se rappelle très-bien que, le 23, il avait des crevasses aux mains, et que, ce jour-là, il ferra un cheval qui avait les eaux aux jambes. »

Biett avait donc pu acquérir une grande expérience sur le diagnostic et sur les causes de la vaccine communiquée à l'homme par le cheval.

Mais aucun observateur compétent n'avait vérifié si les chevaux qui avaient ainsi donné la vaccine avaient réellement les eaux aux jambes, et, après soixante années d'essais, la science n'était pas plus avancée qu'à la mort de Jenner! Les observations que l'on faisait assez souvent éloignaient même de la solution en ramenant toujours l'attention sur le *grease.*

Découverte de l'origine de la vaccine à l'École vétérinaire de Toulouse en 1860.

Tel était l'état de la science lorsque, en 1860, une épizootie pustuleuse se déclara sur l'espèce chevaline dans la commune de Chieumes, département de la Haute-Garonne. Dans l'espace de trois semaines, elle se montra sur plus de cent chevaux de la clientèle de M. Sarrans.

Une jument affectée de l'épizootie fut conduite par le docteur Corail à l'École impériale vétérinaire de Toulouse, en avril 1860. Pendant quelque temps, la maladie resta indéterminée, et peut-être même confondue avec les eaux aux jambes. Quoi qu'il en soit, le 25 avril, M. Lafosse, qui avait souvent essayé sans succès d'inoculer les eaux aux jambes à la vache, eut l'idée de renouveler l'expérience. Il inocula donc une génisse avec de la matière prise sur la jument de M. Corail, et des boutons de vaccine parfaitement caractérisés suivirent l'inoculation. Dès ce moment, l'origine si longtemps cherchée de la vaccine était connue.

Une commission, composée du directeur de l'École vétérinaire de Toulouse, de M. Lafosse et de médecins vaccinateurs, fut instituée par M. le préfet de la Haute-Garonne; elle fit de nouvelles expériences, qui confirmèrent le résultat des premières.

Ce fait sera le départ d'une ère nouvelle dans l'histoire de la vaccine. Le 28 juin 1860, Renault le communiquait en ces termes à la Société impériale et centrale de médecine vétérinaire :

« M. Lafosse, de l'École vétérinaire de Toulouse, qui, lui aussi, n'avait pas réussi, jusqu'à ces derniers temps, à transmettre le *cow-pox* par l'inoculation des eaux aux jambes, vient dernièrement d'être plus heureux en inoculant à deux génisses un liquide provenant d'une jument affectée d'une maladie ayant avec les eaux aux jambes une grande analogie de siége et de forme.

« L'inoculation de ce liquide a donné lieu sur le pis des vaches à une éruption de très-belles pustules vaccinales. Le liquide de ces pustules, inoculé à plusieurs enfants, a produit sur eux un très-beau vaccin, qui a été lui-même transmis à d'autres enfants par des inoculations successives[1]... »

M. Leblanc, qui avait fait le voyage de Toulouse pour aller étudier la maladie productrice du vaccin, écrivait avec la satisfaction du savant qui se dit : Je l'ai trouvé! « J'ai eu le bonheur de voir la jument qui a été la source première du liquide inoculé aux génisses. Rien ne m'a indiqué qu'elle était ou qu'elle ait été atteinte d'eaux aux jambes. Il y a dans le fait expérimental de M. Lafosse une inconnue que les vétérinaires doivent chercher[2]. »

Après un rapport sur un mémoire de M. Lafosse, fait à l'Académie impériale de médecine par M. Bousquet, qui avait vu la maladie à Toulouse, il y eut une longue discussion, qui établit positivement que le cheval peut communiquer la vaccine à l'homme directement et par l'intermédiaire de la vache; mais tous les esprits n'étaient pas fixés sur la nature de la maladie, appelée *vaccinogène* par M. Lafosse et M. Sarrans, et, plus tard, *horse-pox* par M. Bouley.

« L'observation recueillie par M. Lafosse donnait la preuve incontestable qu'il existe sur le cheval une maladie dont l'inoculation

[1] *Bulletin de la Société impériale et centrale de médecine vétérinaire*, 1860, p. 216.

[2] M. Leblanc, *Clinique vétérinaire*, 1861. p. 87.

peut faire naître le *cow-pox;* mais il restait à savoir si cette maladie était unique, toujours la même. »

Cette découverte est confirmée à l'École d'Alfort en 1863.

M. Bouley s'exprimait ainsi en annonçant à la Société impériale et centrale de médecine vétérinaire que le problème pouvait être considéré comme résolu, grâce à un concours de circonstances qui venaient de lui permettre d'observer, à Alfort, la maladie vaccinogène du cheval sous les formes les plus diverses.

En effet, la maladie s'est montrée sur un grand nombre d'animaux, et des inoculations faites à des chevaux, à des vaches, et de celles-ci à des enfants, ont démontré que cette affection était réellement vaccinogène.

M. Bouley engagea plusieurs médecins, MM. Depaul, Rayer, Roger, Blot, à venir observer la maladie, à Alfort, et sur les animaux et sur des hommes; un élève l'avait contractée en soignant un cheval.

Quand la maladie que l'on avait si souvent prise pour les eaux aux jambes a été étudiée par des hommes compétents, à Toulouse et à Alfort, sa nature a été bientôt reconnue, et nous pouvons dire aujourd'hui que, par suite d'une découverte faite en France en 1860, et confirmée en 1863, nous connaissons l'origine du vaccin; que, si ce précieux préservatif s'affaiblissait en se communiquant d'homme à homme, nous saurions comment le renouveler, car la maladie du cheval qui le produit est assez fréquente.

La vaccine vient spontanément sur la vache.

Après la solution de la question principale que nous venons de résumer, il reste quelques questions secondaires à résoudre. Ainsi la vache peut-elle contracter le *cow-pox* spontanément, sans en recevoir les germes de l'espèce chevaline?

La science possédait plusieurs faits qui donnent une solution affirmative à cette question, mais qui n'étaient pas considérés comme concluants, lorsque M. Depaul a déclaré, à l'Académie impériale de médecine [1], que le *cow-pox* spontané venait d'être observé à

[1] Séance du 1er mai 1866.

Beaugency. Ce professeur s'est aussitôt transporté dans le département du Loiret, pour s'informer, auprès des médecins qui lui avaient signalé ce fait, des circonstances dans lesquelles il s'était produit. La maladie n'avait été communiquée à la vache, ni par le cheval, ni par l'homme, de sorte que tout porte à croire que la vaccine a une double origine, qu'elle provient du cheval et de la vache.

La maladie observée sur le cheval est-elle identique avec celle qui vient spontanément sur la vache? L'une et l'autre sont-elles semblables à la variole de l'homme? Est-ce la même maladie variant selon les espèces sur lesquelles elle se montre? Ces diverses affections, et, d'une manière générale, les maladies contagieuses sont-elles toujours le produit de la contagion, ou peuvent-elles, dans certaines circonstances, se développer spontanément? Grave problème de pathologie générale (spontanéité, spécificité dans les maladies) qui n'est pas encore résolu.

L'Académie des sciences a décerné à M. Chauveau et à ses deux collaborateurs, MM. Viennois et Paul Meynet, un prix de 2,500 fr. pour des expériences qui tendent à démontrer que la vaccine et la variole sont totalement indépendantes l'une de l'autre, que leurs virus forment deux individualités distinctes[1].

Des expériences de M. Chauveau tendent à démontrer encore que le procédé d'inoculation exerce une grande influence sur la forme que revêt la maladie inoculée; que le virus du vaccin, introduit dans le torrent de la circulation, produit une maladie générale comme celle qui vient spontanément [2].

Vaccination animale.

Une autre grave question, également à l'étude, est celle de savoir s'il serait avantageux de remplacer l'inoculation de bras à bras, uniquement pratiquée depuis Jenner, par la vaccination animale, c'est-à-dire avec du vaccin transporté de la vache à l'enfant.

La vaccination animale est pratiquée à Naples depuis vingt-cinq

[1] *Comptes rendus de l'Académie des sciences*, t. LXII, p. 519.

[2] *Production expérimentale de la vaccine naturelle.* (*Journal de médecine vétérinaire*, publié à l'École de Lyon, 1866, p. 193.)

ans par M. Nigri. Elle a été introduite en France par M. le docteur Lanoix. Aujourd'hui, elle est expérimentée, pratiquée devrais-je dire, en Italie, en Belgique [1], en France.

L'Académie de médecine a demandé à M. le Ministre de l'agriculture, du commerce et des travaux publics, les fonds nécessaires pour faire des essais sur ce grave sujet. Son Excellence a répondu d'une manière favorable, et M. le professeur Depaul, directeur du service de la vaccine à l'Académie, fait tout ce qui est nécessaire pour arriver à la solution du problème.

Le virus du *cow-pox* peut se conserver trois ou quatre mois.

La vaccination animale, qui n'aurait pas le grave inconvénient de propager certaines maladies propres à l'espèce humaine, n'est pas approuvée par tous les médecins, et ce n'est pas à moi à l'apprécier; mais je dois dire que, d'après mon confrère M. Verrier, de Rouen, le virus du *cow-pox*, renfermé dans des tubes, y conserve toutes ses propriétés pendant quatre mois et demi au moins [2], ce qui faciliterait l'emploi de la vaccination animale, si elle était un jour substituée à la vaccination jennérienne.

PÉRIPNEUMONIE CONTAGIEUSE.

Cette grave maladie n'avait pendant longtemps régné que sur quelques montagnes, lorsque, il y a environ un demi-siècle, elle s'est étendue dans tous les États de l'Europe occidentale, où elle occasionne des pertes énormes. Elle est l'objet de grandes préoccupations de la part des hommes de science et des administrations.

Deux questions qui s'y rapportent ont été principalement étudiées dans ces derniers temps : la contagion, et l'inoculation de la maladie elle-même, considérée comme moyen préventif.

La contagion n'a jamais été mise en doute par les cultivateurs et les vétérinaires des départements où la maladie règne depuis longtemps. C'est par le *barrage* des communes, par l'interdiction, ou la réglementation des foires et marchés, que les départements

[1] *Annales de médecine vétérinaire,* publiées à Bruxelles, 1866, p. 708.

[2] *Union médicale de la Seine-Inférieure,* n° 17, p. 43.

de la Franche-Comté cherchaient à en arrêter les effets quand l'épizootie ravageait leurs montagnes.

Contagion démontrée par une commission nommée en 1850.

Elle était cependant contestée par des médecins, lorsqu'une commission, dite *Commission scientifique pour la péripneumonie épizootique*, a été instituée le 3 mai 1850. Après des expériences scientifiquement coordonnées, que lui a permis de faire une somme de 62,000 francs votée par l'Assemblée législative, elle a reconnu à l'unanimité que la maladie est contagieuse, et a confirmé ainsi l'opinion des praticiens qui exercent dans les campagnes et des professeurs vétérinaires que l'administration avait chargés d'aller étudier l'épizootie : M. Lecoq dans la Franche-Comté en 1838, M. Delafond dans la Normandie en 1840, et M. Yvart en Auvergne en 1851[1].

La seconde question n'est pas encore résolue malgré les expériences et les observations dont elle est l'objet.

Inoculation de la maladie comme moyen préservatif.

Aux moyens préservatifs ou curatifs, trochisques, vinaigre sternutatoire, employés depuis longtemps, M. Willems a ajouté l'inoculation de la maladie elle-même. D'après les expériences faites par ce médecin dans les étables de son père, distillateur à Cassel (Belgique), les animaux inoculés avec de la sérosité prise dans le poumon d'un animal malade, mort ou abattu, seraient préservés de la maladie.

L'idée de l'inoculation a été suscitée par l'espoir que la maladie, développée artificiellement au moment où les sujets ne sont pas disposés à la contracter naturellement, serait sans gravité. C'est ce qui arrivait pour la variole de l'homme quand, avant la découverte de la vaccine, on inoculait la maladie pour en diminuer les ravages, et c'est ce qui arrive encore pour la clavelée du mouton, que l'on inocule en France depuis le commencement de ce siècle.

[1] *Rapport général des travaux de la Commission scientifique instituée près du Ministère de l'agriculture, du commerce et des travaux publics, pour l'étude de la péripneumonie contagieuse du gros bétail*, rédigé par M. H. Bouley, professeur de clinique à l'École impériale vétérinaire d'Alfort, p. 4.

Le succès de l'inoculation dans la variole et dans la clavelée dépend de ce que ces deux maladies n'attaquent qu'une fois le même individu, et de ce que l'inoculation produit des affections également éruptives, qui leur sont identiques, quoique généralement moins graves.

Il n'en est pas ainsi pour la péripneumonie contagieuse. D'abord, on a plusieurs fois observé qu'elle attaque deux fois le même individu, quoique le nombre de sujets sur lesquels on peut faire cette observation soit fort limité, à cause du peu de temps que les animaux passent dans les étables des engraisseurs; et ensuite, il n'y a aucune ressemblance entre le phlegmon, l'engorgement, la gangrène qui se montrent à la suite des inoculations faites à la queue ou au poitrail, et les caractères (les symptômes et les lésions cadavériques) de la péripneumonie.

L'inoculation de la péripneumonie ne produit donc rien de spécial. Cela résulte des expériences faites par une commission nommée par la Société de médecine et par le Comice agricole de Lille. « Dans les inoculations pratiquées d'après la méthode du docteur Willems, dit l'organe de cette commission, le travail pathologique est de la plus parfaite similitude avec celui résultant de l'insertion, sur le même lieu et par le même procédé, d'un sang d'animaux sains, mais altéré par la fermentation putride[1]. »

Une commission nommée par le gouvernement belge a obtenu des résultats identiques[2].

La question de l'utilité de l'inoculation ne peut être résolue que par les faits, et ceux que nous possédons ne sont pas concluants; ainsi :

« Sur 100 animaux exposés à l'influence de la contagion par cohabitation,

« 32.61 sont épargnés, et 21.73 n'éprouvent qu'une indispo-

[1] *Rapport sur les inoculations de pleuro-pneumonie épizootique dans le nord de la France*, p. 9; Loiset rapporteur.

[2] *Troisième rapport.* (*Annales de médecine vétérinaire*, publiées à Bruxelles 1855, p. 648.)

sition passagère et de peu d'importance pour leur santé, considérable, cependant, en ce sens favorable qu'elle les prémunit à l'avenir contre les atteintes du mal;

« Soit en tout 54.34 sujets sur lesquels les effets de la cohabitation sont, ou tout à fait nuls, ou très-légers;

« 45.65 sujets contractent la maladie à un degré plus ou moins intense

« 35.95 en guérissent, et 8.69 succombent aux suites de la maladie.

« D'autre part, il résulte, des expériences d'inoculation faites par la commission, que, sur le même nombre (100) d'animaux soumis à l'épreuve de cette opération :

« 61.11 n'en éprouvent que des effets très-bénins; qu'elle est plus ou moins dangereuse ou tout à fait nuisible par ses suites pour 38.88 sujets; que, sur ces 38.88 sujets, 27.77 guérissent après avoir éprouvé des accidents gangréneux plus ou moins graves, et 11.11 succombent par suite de ces accidents gangréneux[1]. »

La maladie, abandonnée à elle-même, n'est donc pas plus dangereuse que les phénomènes produits par l'inoculation.

Il a été cependant reconnu que l'inoculation, quand elle est suivie de lésions un peu graves dans la partie inoculée, préserve les animaux de la maladie pendant un certain temps, « pendant six mois au moins, » disait la Commission scientifique de 1850[2]. Ce temps permet aux distillateurs et aux fabricant de sucre d'engraisser les animaux et de les vendre avant que l'immunité ait disparu.

Une commission nommée par le gouvernement belge, qui, dans ses premiers rapports, s'était prononcée contre l'inoculation, en admet aujourd'hui l'utilité. « L'inoculation, dit-elle, est une opération inoffensive et généralement couronnée de succès; elle ne constitue pas un préservatif absolu de la pleuropneumonie épizootique, mais elle possède une vertu prophylactique évidente[3]. »

[1] *Rapport général des travaux de la Commission scientifique*, p. 79.

[2] *Ibid.* p. 78.

[3] *Ann. de méd.* Bruxelles, 1865, p. 110.

La question de l'inoculation n'est donc résolue ni dans un sens, ni dans l'autre.

« Dans une étable la réussite semble répondre de tous points aux efforts de l'inoculateur, disait cette même commission en 1855; dans une autre au contraire, placée en apparence dans des conditions identiques et où d'ailleurs les mêmes procédés d'expérimentation ont été suivis, le mal poursuit sa marche dévastatrice. Il y a plus : parfois les bêtes non inoculées restent saines et le fléau s'attache à celles qu'on croyait avoir mises pour toujours à l'abri de ses atteintes[1]. »

Du reste, la commission fait remarquer dans son dernier rapport que, depuis 1862, la maladie était entrée dans une période de décroissance. L'expérience a démontré d'un autre côté que l'épizootie devient grave ou bénigne sans causes appréciables, ce qui peut expliquer les succès obtenus dans certaines circonstances par des moyens curatifs et des moyens préservatifs qui ordinairement sont inefficaces.

« On pourrait citer, dit M. Gérard, professeur à l'École vétérinaire de Bruxelles, des centaines d'étables bien peuplées d'où la maladie a disparu spontanément, après avoir attaqué un, deux, trois ou quatre sujets[2]. »

Autres préservatifs.

Le Danemark se préserve de l'épizootie par un moyen plus radical. D'après des renseignements que m'a fournis M. Fscherning, on fait abattre les animaux affectés de l'épizootie et les animaux suspects toutes les fois qu'elle se déclare dans le pays. A l'époque où ce vétérinaire me donnait ces détails, en 1865, le Danemark était parvenu de cette manière à se préserver trois fois par de légers sacrifices des pertes que cette maladie occasionne là où elle règne.

En France, quelques engraisseurs et des nourrisseurs tiennent

[1] *Annales de médecine vétérinaire*, publiées à Bruxelles, 1855, p. 646.

[2] *Dissertation sur l'inoculation de la pleuropneumonie bovine*, 1863.

séquestrés pendant un certain temps les animaux nouvellement achetés, et si la maladie se déclare, ils vendent pour la bouchere les animaux malades.

La Société vétérinaire d'Alsace conseille, pour préserver la province, une mesure à peu près semblable. Après avoir discuté les avantages et les inconvénients de l'inoculation, les membres de cette société ont reconnu que l'inoculation aurait l'inconvénient d'acclimater la maladie dans les communes que l'on voudrait préserver; que la vente des animaux malades au boucher offre plus d'avantages[1].

Une mesure comme celle qui est suivie en Danemark ne saurait être appliquée dans un pays où la péripneumonie est déjà répandue que dans quelques cas exceptionnels, dans des établissements ou des pays isolés, qui ne sont pas infectés de principes contagieux.

AFFECTIONS CHARBONNEUSES.

Les affections charbonneuses se présentent, tantôt sous la forme de tumeurs, bientôt suivies d'une forte réaction fébrile, tantôt sous forme d'une fièvre violente, qui tue les malades dans l'espace de quelques heures. Cette dernière forme constitue la fièvre charbonneuse. Elle laisse rarement vivre plus de vingt-quatre heures les animaux qu'elle attaque. Quoique le *sang de rate* soit généralement considéré aujourd'hui comme étant de nature charbonneuse, j'ai cru devoir l'examiner à part, afin de mieux distinguer les travaux dont les deux affections ont été l'objet.

Discussion à la Société impériale et centrale de médecine vétérinaire.

C'est dans le sein de la Société impériale et centrale de médecine vétérinaire que le charbon a été le plus complétement étudié. Un concours ouvert en 1847 avait donné lieu à d'intéressants mémoires envoyés à la Société par des praticiens exerçant dans des contrées où cette maladie règne souvent. La Société, conformément aux

[1] *Bulletin de la Société vétérinaire d'Alsace*, n° 2, p. 13.

conclusions d'une commission dont M. Prudhomme était rapporteur, a accordé des récompenses : à M. Benjamin, alors vétérinaire à Nogent-sur-Seine; à M. Festal, vétérinaire à Sainte-Foix (Gironde), et à M. Roche, vétérinaire à Saint-Affrique (Aveyron). Ces praticiens ont précisé quelques points relatifs à la nature de la maladie et à ses propriétés contagieuses.

En 1853, l'envoi d'un mémoire par M. Heu, vétérinaire à Chaumont (Oise), a remis la question à l'ordre du jour. De ces deux discussions[1], auxquelles ont pris part Barthélemy aîné, Delafond, Renault, et MM. Benjamin, H. Bouley, Garreau, Magne, Mignon, Prudhomme, Reynal, Yvart, il résulte que, si la contagion du charbon par virus fixe est incontestable, celle par virus volatil n'est pas aussi positivement démontrée; qu'il est cependant prudent, nécessaire même, de séparer avec soin les animaux sains des malades; que les formes diverses de ces affections doivent être ramenées à deux : à la fièvre charbonneuse, et au charbon essentiel, ce dernier caractérisé par des tumeurs dont le siége, les apparences diverses, expliquent les dénominations employées par les auteurs pour les désigner, depuis celle de *pustule maligne* jusqu'à celle de *charbon blanc.*

Causes autres que la contagion : terrains, nourriture.

Les causes du charbon, autres que sa contagion, sont encore très-peu connues. Cependant les progrès de la géologie ont permis de constater qu'il est beaucoup plus commun sur certains terrains que sur d'autres. Les contrées où il exerce de grands ravages sous forme enzootique reposent sur des formations géologiques postérieures aux terrains de transition[2]. « Dans les contrées infectées on remarque, dit M. Joyeux, trois sortes de terrains, connus des géologues sous les noms de *terrain jurassique, terrain tertiaire* et *terrain moderne*[3]. »

Mais quelle est la cause qui produit la maladie? D'après le con-

[1] *Bulletin de la Société impériale et centrale de médecine vétérinaire,* 1847, p. 122; 1853, p. 275. — [2] *Bulletin de l'Académie impériale de médecine,* sept. 1864, p. 1103.

[3] *Du charbon enzootique dans le nord de la Charente,* 1865, p. 7.

frère que nous venons de citer, et qui a fait ses observations dans les Charentes, pays exposés aux maladies charbonneuses, « l'influence morbifique la plus marquée, la plus indiscutable, siége dans l'uniformité de la nourriture. Dans les contrées infectées, les prairies artificielles établies sur un terrain sec et peu profond formaient l'unique alimentation[1]. »

Le docteur Devers[2], de Saint-Jean-d'Angely, rapporte que les habitants de la commune de la Bénate attribuent le charbon « à la mauvaise qualité des fourrages. En effet, ajoute ce médecin, dans le même temps ils avaient mis beaucoup de leurs terres en prairies artificielles et nourrissaient surtout leurs bestiaux de trèfle et de sainfoin... Un riche propriétaire de Puy-Morault, M. Meunier, qui avait quelques petits prés naturels et qui nourrissait ses bestiaux avec du bon foin, ne vit pas le fléau les atteindre... » Peu à peu l'épizootie cessa; on eut moins de bestiaux, moins de prairies artificielles.

Loiset attribue la maladie qu'il décrit sous le nom d'*enzootie foudroyante* à l'usage de ce qu'on appelle, dans le Nord, *waratz* ou *hivernage* (mélange de seigle, de vesces, de lentillon, de fèves, de pois). Il le prouve par des observations tout à fait concluantes, et termine par le passage suivant ses réflexions sur les causes de la maladie et les moyens préservatifs : « Ce qui démontre bien positivement que toute la prophylaxie de l'affection réside dans l'absence, pour la ration quotidienne, de l'hivernage accidentellement doué de propriétés délétères, c'est que toutes les fois qu'on en a repris l'usage, les accidents mortels reparaissaient, en sorte qu'on pouvait à volonté éteindre ou faire renaître la maladie par la simple soustraction ou l'addition, dans le régime, de ce produit fourrager[3]. »

Le mot *accidentellement* employé par Loiset pourrait faire supposer que les fourrages avaient éprouvé une altération particu-

[1] M. Joyeux, *Du charbon, etc.* p. 20.

[2] *Mémoire sur la pustule maligne*, p. 16.

[3] *Premier mémoire sur l'épizootie foudroyante*, p. 45, 1853.

lière. Il n'en était rien. Ce vétérinaire, qui appréciait toute l'importance de la question, les avait soumis à l'examen de deux grands cryptogamistes, M. Desmazières et M. Léveillé, qui lui ont répondu : « Ces fourrages ne laissent rien à désirer. »

Avantages d'une nourriture variée.

De nombreuses observations démontrent donc la nécessité d'étudier les effets des plantes cultivées en prairies artificielles, celles de la famille des légumineuses principalement. La Société impériale et centrale de médecine vétérinaire l'a compris, et elle a mis cette question au concours : *De l'influence des prairies artificielles sur les races animales, au point de vue de leur développement, de leur multiplication et de leur santé.*

Ce concours a démontré que beaucoup de vétérinaires croient à l'innocuité des plantes de la famille des légumineuses, du reste si bienfaisantes, si utiles à la prospérité de l'agriculture; mais que tous, ou presque tous, même ceux qui soutiennent que ces plantes ne nuisent pas, par leur composition chimique, à l'organisation qu'elles alimentent[1], et qui les considèrent comme douées de toutes les qualités voulues pour entretenir la force et la santé, reconnaissent cependant qu'il ne faut pas soumettre les animaux à une alimentation trop uniforme; qu'il faut associer ensemble les plantes fourragères au lieu de n'en donner qu'une isolément, et qu'il faut faire concourir avec elles à l'alimentation, dans une certaine mesure, les grains, les racines et les tourteaux oléagineux : conclusions qui démontrent implicitement l'influence de la composition chimique de la nourriture sur le développement des maladies.

Nature des affections charbonneuses.

On s'est beaucoup occupé, dans ces derniers temps, de la nature des affections charbonneuses. On les considère aujourd'hui comme des altérations du sang. Ce liquide, disent les vétérinaires, est poisseux et se coagule mal. Si on l'examine au microscope, on aperçoit, entre les globules, de petits filaments de 200 millièmes de millimètre de longueur, qui nagent dans l'eau du sang. Ces

[1] *Bulletin de la Société impériale et centrale de médecine vétérinaire*, 1864, p. 95.

corpuscules ont été observés, aux Écoles vétérinaires d'Alfort, de Carlsruhe et de Dorpat, par Delafond et par MM. Fuchs et Barauelt; ils sont appelés *bactéries*, et ont été l'objet d'intéressants travaux de la part des micrographes, et en particulier de M. Davaine. On les rencontre dans le sang des animaux morts du charbon, et, quand on communique cette maladie, ils se propagent rapidement dans le sang des animaux inoculés; mais sont-ils la cause ou les effets de la maladie? La question est à l'étude.

SANG DE RATE.

Cette maladie sévit sur les animaux des espèces ovine, bovine et chevaline, mais c'est sur les deux premières, et sur l'espèce ovine surtout, qu'elle exerce les plus grands ravages.

Pendant longtemps on l'a considérée comme une apoplexie de la rate. En effet, on trouve, à l'ouverture des cadavres des animaux qui en sont morts, cet organe beaucoup plus volumineux que dans l'état normal. Cependant des cas de contagion de la maladie des animaux à l'homme avaient fait mettre en doute ses caractères purement fluxionnaires, et beaucoup de praticiens se demandaient si elle n'avait pas des rapports avec les affections charbonneuses.

Une commission instituée dans le département d'Eure-et-Loir a étudié cette question, et a recherché aussi la part d'influence que le régime exerce sur le développement de la maladie. Sa contagion.

Elle a reconnu que le sang de rate peut se propager par contagion, et non-seulement de mouton à mouton, mais du mouton à d'autres animaux.

A l'exception de la contagion, les causes du sang de rate sont ignorées. Quelques auteurs soutiennent que la nourriture n'exerce aucune influence, d'autres la considèrent comme une cause puissante de la maladie. Ainsi M. Garreau, vétérinaire à Châteauneuf, membre de la commission du département d'Eure-et-Loir, formule son opinion par les propositions suivantes : Causes inconnues.

« 1° L'alimentation substantielle, échauffante, n'est pas, comme beaucoup d'entre nous le croyaient, une cause déterminante principale du sang de rate.

« 2° L'alimentation aqueuse, rafraîchissante, n'est pas du tout préservatrice de cette maladie.

« 3° Enfin le passage subit des moutons de l'état de maigreur à celui d'embonpoint et réciproquement ne paraît pas non plus prédisposer les animaux au sang de rate [1]. »

Tandis que M. Isidore Pierre émet des propositions opposées :

« La principale cause de la maladie connue en Beauce sous le nom de *sang de rate* doit être attribuée, dit-il, à une trop grande richesse des aliments qui sont habituellement consommés par les animaux...

« Il semble résulter de là qu'au nombre des moyens préservatifs, il convient de placer en première ligne l'emploi usuel d'aliments moins riches en principes plastiques, ou le mélange convenable d'aliments plus aqueux avec ceux dont la trop grande richesse habituelle peut offrir de si graves inconvénients [2]. »

Quelques faits semblent confirmer cette dernière manière de voir. M. Dutertre, directeur de la bergerie impériale de Haut-Tingry, qui connaît bien les questions qui se rattachent à l'agriculture et à l'entretien des troupeaux, me disait qu'on ne cultive plus le lentillon dans le département de l'Aisne, parce qu'il produit le sang de rate, et qu'on y a beaucoup réduit la culture de la vesce pour le même motif.

Cette grave question a été plusieurs fois discutée à la Société impériale et centrale de médecine vétérinaire, et en particulier à l'occasion du mémoire de M. Heu que nous avons précédemment cité.

Moyens préservatifs; résultats acquis.

Il est aujourd'hui démontré que la maladie est plus fréquente dans les années de sécheresse et pendant les temps chauds que dans les saisons pluvieuses; qu'elle attaque de préférence les animaux les plus forts, ceux qui marchent les premiers quand les troupeaux

[1] *Bulletin de la Société impériale et centrale de médecine vétérinaire*, 1866, p. 43.

[2] M. Isidore Pierre, *Études sur le sang de rate*, 1855, p. 60.

entrent dans une tréflière ou une luzernière; qu'on la prévient en faisant pâturer des plantes aqueuses, comme l'avoine, l'orge, le seigle; que le trèfle, la luzerne, coupés et distribués au râtelier, sont moins dangereux que consommés sur pied; qu'elle ne règne pas dans tous les pays; qu'on la fait disparaître presque instantanément en conduisant les troupeaux qui en sont affectés dans les contrées où elle ne vient pas naturellement.

Ces propositions, exposées dans diverses circonstances par des agronomes de la Beauce, de la Brie, sont encore confirmées par un bon mémoire[1], à l'occasion duquel la Société protectrice des animaux a accordé une récompense à M. Verrier, vétérinaire à Provins.

PESTE BOVINE.

Observations nouvelles sur les caractères de la maladie.

Cette maladie, désignée anciennement par des noms divers, qui tous exprimaient sa gravité, a été appelée *typhus contagieux des bêtes à cornes* par le docteur Guersent. Les vétérinaires français la désignent presque exclusivement par cette dénomination, mais le nom de PESTE BOVINE, *rinder-pest* en Allemagne, *cattle-plague* en Angleterre, est plus généralement adopté dans les divers États de l'Europe.

Ce nom ne préjuge rien sur la nature de la maladie, qui, d'ailleurs, ressemble à la peste par son origine exotique, par ses propriétés éminemment contagieuses et par sa gravité.

Les vétérinaires russes et allemands, les professeurs des Écoles de Dorpat, de Berlin, de Vienne, M. Haupt, de Moscou, etc. qui observent souvent, depuis plusieurs années, la peste bovine, ont fait des expériences et des observations sur les principales questions qui se rapportent à cette épizootie.

En étudiant la maladie sur des animaux qui l'avaient contractée spontanément, et sur d'autres auxquels elle avait été communiquée par l'inoculation, ils ont observé, dans l'appareil digestif, dans les organes respiratoires et les voies urinaires, des lésions (décollement

[1] *Considérations pour servir à la connaissance pratique du sang de rate*, 1865.

et transformation de l'épithélium, altérations par plaques de la muqueuse elle-même dans la caillette et l'intestin grêle, modifications des follicules, rougeur plus ou moins foncée, etc.) qui sont moindres quand la maladie est sans gravité, comme après une inoculation heureuse, mais qui sont constantes. D'un autre côté les commissaires que le gouvernement anglais avait chargés d'étudier l'origine, la nature, etc. de l'épizootie ont publié des documents accompagnés de figures d'un grand intérêt[1].

Quant aux symptômes, ils ont été décrits comme le comporte la science moderne par ces mêmes vétérinaires; ils l'ont été particulièrement en France, par M. Bouley, qui, dans son voyage à Londres, les a observés sur un grand nombre d'animaux. « Au début, disait-il devant l'Académie impériale de médecine, les animaux sont abattus; leurs yeux laissent couler des larmes très-âcres, qui déterminent une sorte de vésication des joues et des naseaux. La bouche est pleine d'écume; il y a une salivation intense, et la muqueuse buccale, ramollie, se dépouille facilement de son épithélium. Plus tard les animaux ont la tête tremblotante; ils sont pris de mouvements convulsifs, et tombent enfin dans un état de prostration extrême... Vers le septième jour, il survient un amaigrissement subit; d'abord l'animal est constipé, puis une diarrhée fétide apparaît, et enfin des selles dyssentériques sont observées[2]... »

M. Leblanc a décrit les symptômes étudiés pour la première fois sur des espèces autres que celle du bœuf domestique. « La tête était basse, dit-il en décrivant la maladie sur les yacks; les paupières étaient peu ouvertes, les yeux peu vifs, les larmes coulaient sur le chanfrein. Les membranes muqueuses des yeux, des narines et des gencives avaient une teinte rouge foncé..... Deux yacks, parmi les plus malades, avaient des mouvements convulsifs partiels des muscles des épaules, indépendamment de frissons qui survenaient sur d'autres régions. »

[1] Voir surtout *Third report of the commissioners appointed to inquire*, etc.

[2] *Bulletin de l'Académie impériale de médecine*, septembre 1865, t. XXX, p. 1177.

« Sa tête se balançait, ajoutait notre confrère en parlant d'une gazelle très-malade, ses yeux étaient enfoncés, larmoyants; sa bouche était remplie de mousse; sa respiration était accélérée et plaintive; elle grinçait des dents, et ses gencives étaient gonflées, couleur lie de vin[1]... »

Le symptôme toujours signalé quand la maladie est avancée, c'est la diarrhée, les selles dyssentériques; nous avons remarqué ce symptôme sur un aurochs, dans une visite au jardin d'acclimatation, et le jet, gros et cylindrique, de matières semi-fluides expulsées par le rectum nous rappelait la description que, dans notre jeunesse, nous avions entendu faire de la diarrhée des bœufs, par des personnes qui avaient vu la peste bovine dans le midi de la France, vers 1775.

Des expériences sur l'inoculation, qui se font avec suite en Russie, ont permis de noter mieux qu'on ne l'avait fait la durée de l'incubation : elle est le plus souvent de quatre à huit jours, mais quelquefois de dix à douze, et exceptionnellement de quatorze à quinze. M. Kobichew rapporte que, malgré les grands froids, le principe contagieux a pu se conserver dans des étables pendant trente-deux jours[2].

Origine.

La peste bovine prend naissance non pas en Hongrie, comme on l'a cru pendant longtemps, mais dans la partie méridionale de la Russie, dans les contrées que baignent le Dniester, le Dnieper, le Don, près de leur embouchure. On a même avancé qu'elle ne se développe dans ces régions, que lorsqu'elle y est importée, qu'elle n'est spontanée qu'en Asie. Un fait certain c'est que, dans les contrées de la Russie que nous venons d'indiquer, elle offre peu de gravité. C'est en s'étendant au Nord et à l'Occident qu'elle devient si meurtrière, tout en restant éminemment contagieuse.

États dans lesquels elle a régné de 1860 à 1863.

En 1860 et 1861, cette terrible épizootie, qui depuis plusieurs années sévissait plus ou moins dans les provinces orientales de

[1] *Bulletin de l'Académie impériale de médecine*, t. XXXI, p. 269.

[2] *Gazette médicale de Paris*, 1867, p. 37.

l'empire d'Autriche, a commencé à s'étendre vers des contrées où, jusqu'à ce jour, elle s'est rarement montrée. En 1862, elle régnait dans les provinces moldo-valaques et dans la Turquie; « au mois de novembre, elle sévissait sur toute la ligne du Danube, depuis la mer Noire jusqu'à l'Adriatique[1]. » Importée d'un port de la Dalmatie sur la côte orientale de l'Italie en 1863; elle exerça ses ravages depuis les environs de Manfredonia jusqu'à Ancône; elle traversa même les Apennins, mais ne s'étendit pas dans la partie occidentale de la Péninsule, au nord des États de l'Église. C'est en l'étudiant à cette époque dans les campagnes de Rome d'abord, et aux environs de Naples ensuite, qu'un vétérinaire français, Eug. Renault, qui, par ses travaux, et en particulier par ses recherches sur la peste bovine, s'était placé au premier rang parmi ses confrères, contracta la maladie qui priva la science d'un de ses explorateurs les plus habiles.

En 1863, la peste bovine s'étendit aussi vers le Nord jusqu'en Finlande et en Laponie, et vers le Sud, de la Turquie d'Europe à la Turquie d'Asie et en Égypte, où elle exerça des ravages considérables et se montra même sur plusieurs espèces d'animaux.

Invasion en Angleterre et en Hollande en 1865.

Depuis plusieurs années, l'Europe occidentale était donc menacée de la peste bovine, quand l'Angleterre et la Hollande ont été envahies par cette épizootie en 1865. Des pertes considérables, dont on ne peut encore mesurer l'étendue, eussent pu être évitées si l'on avait su profiter, dans ces deux pays, de l'enseignement laissé par les premiers observateurs de la peste bovine en Occident. C'est ce que je crois devoir faire remarquer, en signalant la ressemblance qu'il y a entre les faits observés dans ces derniers temps et ceux que nous enseigne l'histoire, et en particulier l'histoire de l'épizootie en Angleterre et en Hollande.

La première relation bien authentique de la peste bovine que nous possédions remonte à l'épizootie de 1711 et années suivantes.

[1] *Journal de médecine vétérinaire*, publié à l'École de Lyon, 1864, p. 138.

Les faits observés actuellement démontrent, comme ceux observés dans le siècle dernier, l'inutilité du traitement, la nécessité de l'abatage, le danger des quarantaines.

Des médecins célèbres, Ramazzini et Lancisi, entre autres, nous en ont fait connaître les caractères. Dès cette époque on avait reconnu qu'elle est réfractaire à tous les moyens de traitement, et cette observation a toujours été confirmée depuis.

La peste bovine n'est pas une affection due à des influences climatériques, ni à des causes terrestres propres à l'Europe occidentale; c'est une maladie qui se développe dans nos contrées par la contagion exclusivement, et nous pouvons la conserver, la propager, ou la faire cesser à volonté.

Déjà en 1711, Lancisi savait qu'elle est originaire de l'Europe orientale, qu'elle est éminemment contagieuse, et il n'avait pas hésité à conseiller l'abatage des animaux malades comme le seul moyen d'en arrêter les ravages. Son avis ne fut pas adopté, mais « on ne connut que trop dans la suite, disait plus tard Bourgelat, combien il eût été sage et prudent de se conformer à ses conseils. »

En effet, les différents États de l'Italie perdirent plus de 120,000 têtes de bétail avant la disparition de la maladie. A peu près à la même époque, les rives orientales de la mer du Nord éprouvaient une perte que l'on a évaluée à 200,000 têtes, pour la Hollande seulement; tandis que l'Angleterre, en faisant abattre, vers 1714, 6,000 animaux dans les comtés de Middlesex, de Sussex et de Surrey, préserva son agriculture des pertes considérables qu'éprouvèrent les autres nations.

La peste bovine reparut dans nos contrées vers 1742, mais c'est entre 1771 et 1778 qu'elle fit dans l'Europe occidentale les plus grands ravages. Le gouvernement de Marie-Thérèse fit faire alors une expérience dont on n'a pas assez profité. Il fit partager la Flandre en deux parties, et ordonna que, dans l'une, qui renfermait 111,960 têtes de bétail, on pratiquerait rigoureusement l'abatage des bêtes malades : il n'y en eut que 184 de sacrifiées; dans l'autre partie, les animaux malades furent traités; elle n'en contenait que 26,693, sur lesquels il y eut 10,943 malades, dont la moitié périt.

A la même époque, une expérience plus générale se faisait encore : quelques États laissaient aller la maladie en soignant les malades, les autres cherchaient à l'arrêter en détruisant les foyers d'infection par l'abatage. Parmi les premiers se trouvait la Hollande, où un savant illustre, Camper, cherchait à diminuer les ravages du mal en inoculant aux animaux sains la maladie même, comme on le faisait pour la variole de l'espèce humaine : cette contrée perdit 300,000 têtes de bétail.

C'est à l'occasion de cette épizootie que Vicq-d'Azyr proposa, pour le midi de la France, l'abatage, qui fut pratiqué, mais trop tard. La Suisse y avait également recours. Le grand Haller félicitait son pays d'avoir pu, par ce moyen, préserver son bétail, quoiqu'il fût entouré de contrées où la maladie exerçait de grands ravages. « Nos voisins et vos gens de la Franche-Comté, écrivait-il à Bourgelat, ont voulu guérir leur bétail et le soustraire au massacre. Tout ce qu'ils ont gagné, c'est que le mal a duré des années entières et a ravagé à diverses époques plusieurs de leurs districts. » Bourgelat avait consulté le célèbre physiologiste : « Il me reste, lui disait-il, à obtenir votre assentiment..... C'est en vain que mes principes sont établis sur des faits et confirmés sous nos yeux par l'expérience. J'ai grand besoin d'une autorité aussi respectable que la vôtre pour me faire écouter. »

Et vingt années plus tard à peu près, Buniva, qui cherchait à combattre les ravages que l'épizootie faisait en Piémont, démontrait qu'un lazaret, une quarantaine, devait produire les plus funestes accidents; que c'est un moyen de propagation plutôt qu'un moyen de destruction de la maladie[1]. » Cette opinion a été confirmée encore par l'essai du *sanitorium* tenté en 1865 dans les environs de Londres.

Les hommes célèbres, Lancisi, Vicq-d'Azyr, Haller, Bourgelat, Buniva, qui conseillaient ces mesures rigoureuses, ne les conseil-

[1] *Mémoire sur l'épizootie bovine hongroise qui fait des ravages en Piémont depuis la fin de 1793*, p. 166.

laient qu'après avoir reconnu le danger des moyens préservatifs et curatifs, de l'inoculation, comme de l'emploi des médicaments.

Et l'enseignement résultant d'une expérience qui, dans le siècle dernier, a coûté peut-être 200,000,000 de francs à l'Europe, est pleinement confirmé par les faits observés, dans ce moment, en Angleterre et en Hollande. Ces pays ont négligé l'emploi des mesures préventives et éprouvent les plus grandes pertes; tandis que la France, l'Irlande, la Suisse, ont, jusqu'ici, préservé leur bétail par des sacrifices relativement minimes. La Belgique même, quoique si exposée à la contagion, à cause de sa position et de ses rapports avec la Hollande et l'Angleterre, et malgré le grand nombre de foyers d'infection qui s'y sont produits, se préserve sans pertes bien considérables[1]. De même la France, quoique la maladie ait été importée dans le principe chez plusieurs cultivateurs des frontières du nord, et plus tard jusque dans le bois de Boulogne, s'en est préservée à très-peu de frais.

A la nouvelle de la grande mortalité qui frappait le bétail en

[1] La plus terrible de ces nombreuses invasions a eu lieu à Hasselt. L'épizootie a été importée dans la ville par un troupeau de bœufs amené de Cologne, le 16 janvier, et les premiers cas de maladie ont été constatés le 27. Le gouvernement belge a immédiatement rendu deux arrêtés interdisant : l'un, l'entrée et le transit des bêtes bovines, etc. par les frontières de l'est; l'autre, l'entrée et la sortie des bêtes bovines de la ville de Hasselt.

L'épizootie a éclaté d'abord dans les étables qui ont reçu du bétail suspect, et s'est propagée, de proche en proche, dans celles qui, en raison du voisinage, étaient le plus exposées à l'infection. La première irruption a nécessité l'abatage de 370 têtes de bétail environ; il y a eu ainsi plusieurs abatages successifs; « c'est en somme 1,300 à 1,500 têtes de bétail qu'il aura fallu sacrifier pour conjurer la peste et l'empêcher de se répandre au loin dans le pays. » (*Annales de médecine vétérinaire*, Bruxelles, mars 1867, p. 166.)

D'après une communication verbale faite par M. Bouley à l'Académie de médecine et que je viens d'entendre (9 mars), il y avait, dans la ville de Hasselt, 3 ou 4,000 têtes de bétail; les mesures sanitaires prescrites par une commission composée de médecins et de vétérinaires ont donc été bien rigoureusement exécutées. (Voir le rapport de M. Bouley, *Moniteur universel* du 24 mars 1867.)

Ce fait est tellement confirmatif des résultats obtenus jusqu'à ce jour que nous avons cru devoir le résumer sur l'épreuve de ce rapport.

Mesures prises par le gouvernement français.

Angleterre et en Hollande, M. le Ministre de l'agriculture, voulant faire faire des études dans les États où pouvaient être pris d'utiles renseignements, envoya M. Bouley en Angleterre, M. Reynal en Allemagne, M. Lecoq en Hollande, et institua près de son Ministère une commission des épizooties, présidée par M. de Monny de Mornay : une instruction adressée dans les départements a prescrit les mesures commandées en pareille circonstance. Un décret impérial et un arrêté du 5 septembre 1865 ont défendu, autant que cela était nécessaire, l'entrée des bestiaux et des objets pouvant contenir des principes contagieux, par les frontières exposées à l'invasion de la maladie; enfin, la loi de juin 1866, relative aux indemnités à accorder par suite de l'abatage que peut nécessiter la peste bovine, a complété les mesures à prendre dans les circonstances où nous nous trouvions.

Par l'efficacité des moyens employés en France, et par ce qui s'est passé dans d'autres pays, se trouve confirmée la justesse des préceptes enseignés dans nos écoles vétérinaires depuis le siècle dernier, et que Delafond résume dans la phrase suivante : « Tuer et payer les premiers bestiaux affectés du typhus contagieux, tels sont les deux moyens infaillibles pour arrêter ses progrès destructeurs[1]. »

Nécessité d'agir au début de la maladie.

Ainsi, il est démontré qu'il faut abattre dès le début de la maladie. Quand les germes en ont infecté le pays, il est très-difficile de les extirper complétement. Si cela était nécessaire, l'expérience que font dans ce moment (décembre 1866 et janvier 1867) la Hollande et l'Angleterre justifierait les mesures rigoureuses, si critiquées dans le siècle dernier et si souvent blâmées depuis, conseillées par Vicq-d'Azyr pour débarrasser la France de la peste bovine : le massacre presque général des animaux peut seul débarrasser le pays du fléau quand le mal a pris une grande extension; mais, comme le disait ce célèbre médecin : « Que l'on se garde bien d'une loi aussi sévère, lorsqu'on n'a pas assez de courage pour la faire exécuter partout en même temps; alors, au lieu d'un projet

[1] *Traité sur la police sanitaire*, p. 275.

utile, on exercerait une suite de vexations, aussi onéreuses à l'État qu'elles sont à charge aux particuliers. »

Si les Hollandais hésitent encore à employer des mesures énergiques, les Anglais paraissent enfin comprendre que c'est le seul moyen d'arrêter les ravages de l'épizootie : « Nous sommes heureux de voir, dit le *Daily Telegraph*, que les autorités locales prennent des mesures énergiques pour empêcher que l'épizootie ne se propage. Quoique, la semaine dernière, il n'y ait eu que 18 animaux infectés, on en a cependant abattu 35; parce qu'ils avaient été en contact avec les malades.

« Si, l'automne de l'année dernière, l'épizootie avait été combattue avec la même vigueur, nous n'aurions pas à constater que, depuis la première apparition du fléau, 253,785 animaux en ont été atteints, et que 52,485 en bonne santé ont dû être abattus pour arrêter le progrès du mal [1]. »

Espèces animales qui peuvent être affectées de la peste bovine.

Une autre conséquence, qui, sans être indifférente au point de vue pratique, offre plus d'intérêt scientifique que les précédentes, c'est la constatation péremptoire de l'aptitude qu'ont diverses espèces d'animaux à contracter la peste bovine.

On avait bien, disait-on, observé cette maladie sur des chèvres. Le professeur Grognier, de l'École de Lyon, parlait à ses élèves de deux chèvres qui avaient contracté la maladie dans le Mont-Dor lyonnais, en 1815; mais ces faits n'étaient pas considérés comme concluants. Renault disait encore en 1856 : « Le typhus contagieux est une maladie particulière à l'espèce bovine. Les autres espèces peuvent donc se trouver impunément au milieu du plus actif foyer de contagion [2]. »

Depuis cette époque, des faits plus authentiques que ceux que l'on avait observés, il y a cinquante ans, dans le Mont-Dor lyonnais et dans quelques parties de l'est de la France, ont été constatés : en 1861, MM. Maresch et Galembos, en Hongrie, avaient

[1] *Union médicale*, 18 décembre 1866. — [2] *Typhus contagieux du gros bétail*, p. 2.

vu des moutons contracter l'épizootie par cohabitation; en 1864, M. Jessen avait remarqué que les chèvres pouvaient en être affectées; mais on discutait encore, ce qui, croyons-nous, n'est plus possible aujourd'hui.

Un fait particulier, observé en France à la fin de 1865, l'introduction de la peste bovine dans le département de la Seine, dans le jardin d'acclimatation du bois de Boulogne, a péremptoirement résolu la question. «Le 28 novembre (1865), dit M. Leblanc en parlant de ce fait, M. Albert Geoffroy Saint-Hilaire, directeur du jardin d'acclimatation, me fit appeler pour examiner un assez grand nombre d'animaux de plusieurs espèces qui avaient refusé tout à coup de prendre de la nourriture. L'aspect général que présentait un groupe d'yacks me frappa tout de suite. J'avais eu occasion d'observer le typhus en 1814, 1815 et 1816; je n'hésitai pas à déclarer à M. Geoffroy Saint-Hilaire que les symptômes que présentaient les yacks avaient la plus grande analogie avec ceux du *typhus contagieux des bêtes à cornes.*»

M. Leblanc fit appeler M. H. Bouley, qui confirma son opinion, et, après l'examen des animaux malades et des lésions cadavériques trouvées sur quelques individus abattus, il n'y eut plus de doute sur la maladie. Mais comment avait-elle été introduite dans le jardin d'acclimatation? Elle ne pouvait y avoir été importée que par deux gazelles venues d'Angleterre le 14 novembre, et dont l'une était morte le 24 du même mois; l'autre, devenue malade le 25, fut sacrifiée le 1er décembre.

Chargé par M. le Ministre de l'agriculture d'aller faire une enquête en Angleterre sur l'origine de la maladie des gazelles, M. Bouley apprit qu'elles avaient séjourné chez M. Jamrach, dont l'établissement est situé dans le voisinage de trois vacheries ravagées par la peste bovine; que pour le trajet de Londres à New-Haven, elles avaient été placées dans un wagon qui avait servi à amener à Londres des viandes dépecées, parmi lesquelles il s'en trouve très-souvent qui proviennent d'animaux malades.

Les gazelles avaient donc pu contracter la peste bovine, et il n'y a plus eu de doute sur les causes de la maladie observée au jardin d'acclimatation. De ces gazelles, l'épizootie s'était communiquée au zébu (*bos indicus*), race ou espèce très-voisine du bœuf domestique; au yack (*bos grunniens*), espèce du Tibet ressemblant beaucoup au bœuf indigène; à l'aurochs (*bos bosanus*), espèce du même genre; à la gazelle antilope (*gazella euchore*) et à la gazelle commune (*gazella dorcas*); à la biche du Brésil (*cervus rufus*); au cerf muntjac (*cervulus muntjac*); à plusieurs variétés du genre chèvre, au chevrotin (*tragulus meminna*); enfin au pécari (*dicotyles torquatus*)[1].

A ces faits notés par MM. Leblanc père, Bouley, Reynal, Leblanc fils, nous devons ajouter le suivant : M. Lemaître, vétérinaire en chef de la Compagnie du canal maritime de Suez, rapporte[2] que la peste bovine, importée des provinces danubiennes en Égypte, y a fait mourir, en 1864, indépendamment d'un grand nombre de bêtes à cornes, des moutons, des chèvres, et même des chameaux. Introduite de nouveau dans la même contrée, au commencement de 1866, elle y a attaqué les bœufs et les buffles. Ainsi nous pouvons dire, d'après les observations faites dans ces dernières années, que la peste bovine peut affecter, non-seulement plusieurs espèces du genre bœuf, mais encore des animaux appartenant à d'autres genres.

Préservatifs.

La peste bovine a été l'objet d'intéressantes discussions dans les congrès des vétérinaires allemands. Les moyens de prévenir l'extension de l'épizootie ont naturellement préoccupé nos confrères dans ces réunions, et, à leur dernière session, à Vienne, ils se sont prononcés en faveur des quarantaines. Le bétail venant de la Russie resterait pendant dix jours dans des lazarets où il serait soigneusement surveillé avant d'être admis à entrer en Autriche ou en Prusse.

[1] *Bull. de l'Acad. imp. de médecine*, 25 décembre 1865, t. XXXI, p. 298.

[2] *Recueil de médecine vétérinaire*, 1866, p. 433.

Ce moyen, que conseillent des hommes compétents par leur savoir comme par leur expérience, rendrait probablement des services dans les contrées voisines des steppes où le typhus est presque en permanence; cependant un professeur de l'École vétérinaire de Dorpat, M. Jessen, ne croit pas à son efficacité, et propose de pratiquer l'inoculation sur tout le bétail qui sortirait de la Russie. Devenus inattaquables, les animaux pourraient ensuite entrer dans le commerce sans exposer à la contagion les contrées où on les conduirait.

M. Jessen rappelle que, sur 1,417 bêtes inoculées à Karlowka, de 1857 à 1865, il n'y en a eu que 77 dont la maladie soit devenue mortelle; tandis que, sur 1,247 cas de maladie venue spontanément, de 1853 à 1857, il y en a eu 625 de mortels. Au point de vue de la mortalité, l'inoculation serait donc peu onéreuse pour le pays d'exportation, mais l'expérience n'a pas démontré que les animaux qui ont eu la maladie en soient pour toujours préservés. M. Kobichew dit même positivement que des bêtes ayant eu des accès de peste bovine après l'inoculation ne sont pas à l'abri d'une seconde contagion.

Résumé. Indépendamment de l'aptitude d'animaux de plusieurs espèces et même de plusieurs genres à contracter la peste bovine, les expériences et les observations faites dans ces dernières années ont donc démontré : l'origine exotique de la maladie; sa contagion se produisant avec une extrême facilité; la nécessité, quand on est menacé de l'épizootie, d'interdire l'importation des animaux et de tous les objets qui ont été en rapport avec des malades; l'inefficacité des moyens médicinaux; enfin la nécessité de sacrifier les malades pour en enfouir les cadavres et d'abattre les suspects pour en utiliser la viande.

La concordance entre les faits que nous a transmis l'histoire et les faits observés de nos jours met hors de contestation les propositions précédentes; nous avons tenu à les mettre en évidence cependant, avec surabondance de preuves; car si, jusqu'à ces derniers temps, nous pouvions compter, pour nous préserver de la peste bovine, sur la ponctualité rigoureuse avec laquelle la Russie, la Prusse, l'Autriche, la Suisse, font exécuter les mesures de police sanitaire relatives aux épizooties, l'expérience vient de prouver qu'avec la rapidité actuelle des communications et le développement des relations commerciales, nous n'aurons plus à l'avenir la même sécurité.

CHAPITRE VI.

PARASITES ET MALADIES PARASITAIRES.

Les végétaux et les animaux parasites des espèces domestiques ont été l'objet d'expériences qui auront des résultats utiles pour l'hygiène publique et la médecine vétérinaire : les études faites sur le mode de propagation de ces êtres conduiront à des traitements rationnels des maladies qu'ils occasionnent.

Divers faits témoignent des succès qu'ont eus les recherches faites sur les parasites du règne végétal. Dernièrement encore (1866), les journaux vétérinaires parlaient d'une maladie occasionnée sur l'homme en Danemark par le cryptogame qui produit la plique polonaise sur le chat; cependant j'arrive directement aux parasites du règne animal, dont l'étude offre plus d'intérêt.

Parmi les affections parasitaires si variées qu'on remarque dans les divers appareils des animaux domestiques, la ladrerie, le tournis, les effets du pentastome sur le chien, ont été surtout l'objet de travaux remarquables.

LADRERIE, TOURNIS (*TÉNIAS*).

Une des plus curieuses découvertes des zoologistes modernes est celle qui nous a fait connaître les migrations et les métamorphoses des ténias, dont deux espèces, le *tænia solium* et le *tænia cænurus*, helminthes qui produisent la ladrerie du porc et le tournis du mouton, offrent un grand intérêt au point de vue vétérinaire.

Les hydatides constituent l'état rudimentaire des ténias.

On avait déjà constaté, il y a plus d'un siècle, une certaine ressemblance entre le ténia et le cysticerque ladrique que Pallas avait nommé *tænia hydatigena*; on avait encore vu, sur les rives de la mer Baltique, que les parasites de quelques poissons se retrouvent modifiés dans les canards; en 1842 M. de Siebold avait même observé que le *cysticerque fasciolaris* du rat, mangé par le chat, devient le *tænia crassicollis*. Mais on expliquait ces différences en supposant que les cysticerques logés dans l'épaisseur des tissus ne pouvaient pas acquérir tout leur développement et constituaient un état anormal des ténias, lorsque, en 1850, Van Beneden établit que les cystoïdes ne sont pas des êtres monstrueux, mais des ténias jeunes et incomplets; il démontra que ces parasites vivent d'abord sous une forme particulière dans les organes de certains animaux, et qu'ils ne parviennent à leur état parfait que dans l'intérieur d'autres animaux, appartenant à des espèces différentes.

En 1851, Küchenmeister confirma, par des expériences positives, que le cysticerque ladrique, mangé par l'homme, devient le *tænia solium*, ver solitaire; que le cysticerque pisiforme du lapin se transforme dans les intestins du chien en *tænia serrata*, tandis que les œufs émis par ces ténias avec les selles de l'homme et avec les excréments du chien, ou retirés des intestins, reproduisaient les cysticerques dans le porc et le lapin.

Répétées de toutes les manières, les expériences de Küchenmeister ont donné les mêmes résultats. Il est ainsi définitivement admis que les cysticerques constituent un état agame, rudimentaire des ténias, opinion que confirma l'Académie des sciences en décernant, le 30 janvier 1854, le grand prix des sciences physiques à Van Beneden.

Migrations et transformations éprouvées par ces parasites.

Les transformations éprouvées par ces parasites sont nombreuses et intéressantes à étudier : le cysticerque de la ladrerie, tel qu'il existe dans le tissu cellulaire du porc, constitue un être vésiculeux, rempli d'eau, présentant une tête appelée *scolex*. Quand il est introduit dans le tube digestif de l'homme, la partie vésiculeuse est digérée, et le scolex, devenu libre, forme la tête d'un ténia. Celle-ci émet successivement les anneaux qui constituent le ténia. Ces anneaux, qui ressemblent dans quelques espèces à des graines de courge, ce qui les a fait appeler *cucurbitains*, se forment toujours à la tête, de sorte que les derniers produits poussent les autres; ils se détachent successivement en arrière du ténia et constituent les *proglottis* (cucurbitains); chaque proglottis ou anneau développé représente un animal complet : il est pourvu des deux sexes et se reproduit par des œufs. Van Beneden considère l'ensemble des anneaux comme formant un animal multiple, qu'il appelle *strobile.*

Les œufs deviennent libres de trois manières: quelquefois dans l'intestin où le proglottis s'est formé; d'autres fois, après que ce dernier a été rejeté de l'intestin avec les excréments; ou enfin, quand le proglottis est parvenu dans l'estomac d'un herbivore et qu'il est digéré.

Dans tous les cas, les germes renfermés dans les œufs soumis à la chaleur stomacale ne tardent pas à éclore et produisent de très-petites larves, qu'on appelle *proscolex.* Ces larves traversent les parois intestinales, pénètrent dans les vaisseaux, et arrivent avec le sang dans les diverses parties du corps; celles qui parviennent dans des lieux favorables à leur développement forment des cysticerques ladriques, qu'on a si longtemps considérés comme une espèce particulière, vivant dans le tissu cellulaire, *cysticercus cellulosa.*

Ainsi le ténia qui provient des œufs passe successivement par les états :

de larve, *proscolex*,
d'hydatide, *scolex*,
de ténia, *strobila*,
de cucurbitain, *proglottis*.

Tous les ténias subissent les mêmes métamorphoses et dans le même ordre, et tous ont besoin d'éprouver des migrations pour se développer: l'hydatide cérébral du mouton qui produit le tournis, mangé par un chien, devient dans l'intestin de ce carnivore le *tænia cœnurus*, dont les œufs, pris par un agneau, reproduisent des larves (*proscolex*), qui constituent des hydatides, quand elles parviennent dans le cerveau.

Effets des ténias.

Dans les intestins, à l'état de ténia, ces parasites produisent des effets qui varient selon leur nombre, mais qui sont à peu près les mêmes dans tous les animaux; tandis que les hydatides donnent lieu à des phénomènes qui varient selon les espèces: le cysticerque ladrique peut rester dans le tissu cellulaire indéfiniment, sans produire des effets sensibles, s'il est en petit nombre; tandis que le cœnure, parvenu dans la substance cérébrale, y détermine des effets qui se manifestent par des symptômes graves, et en particulier par l'action de tourner, ce qui a fait donner à la maladie qu'il produit le nom de *tournis*. La ladrerie est rarement mortelle et le tournis l'est constamment.

Multiplication des ténias.

Les ténias se multiplient de deux manières : par génération, et par gemmation ou division; c'est ce que Steenstrup appelle *génération alternante*.

Par génération.

La multiplication par génération a lieu par des œufs, dans l'intestin où les helminthes sont hébergés, après la transformation des hydatides en ténias, et le développement des proglottis.

Comment les œufs parviennent-ils dans les organes digestifs du mouton et du porc? On suppose qu'après avoir été expulsés de l'intestin avec les excréments, ils se trouvent plus ou moins disséminés à la surface de la terre et sont mangés avec l'herbe dont le mouton se nourrit, ou avec les excréments de l'homme, que recherchent les porcs. « Grâce à la nature de leur enveloppe, ils résistent à la plupart des agents de destruction, et restent des mois et sans doute des années sans rien perdre de leur vitalité. L'action de la chaleur, du froid, de l'air, de l'eau, de la sécheresse, de la putréfaction, de l'alcool, de la potasse, ne les altère pas[1]. »

Par gemmation.

La multiplication par gemmation, bourgeonnement, a lieu quand les helminthes sont à l'état d'hydatides : elle varie selon les espèces. Un cœnure cérébral, parvenu dans le cerveau, produit par gemmation un grand nombre de têtes, de scolex, et, pris par

[1] M. le docteur Boursier, thèse pour le doctorat, 1859, p. 13.

un chien peut produire dans l'intestin de ce carnivore un nombre correspondant de ténias; tandis que chaque cysticerque ladrique n'a ordinairement qu'une tête, un scolex, et ne produit, dans l'intestin de l'homme qui l'a ingéré, qu'un ténia, *tænia solium*, ver solitaire.

Toutes les expériences tentées pour démontrer les migrations et les transformations des helminthes n'ont pas réussi. Les insuccès proviennent, ou de ce qu'on voulait faire développer les parasites sur des animaux appartenant à des espèces qui ne peuvent pas les nourrir, ou de ce qu'on les plaçait sur des animaux forts, adultes, dans lesquels ils ne pouvaient pas vivre; mais les faits authentiques sont assez nombreux pour démontrer que la production de la ladrerie et celle du tournis sont dues au ténia.

Quantité de germes qu'un chien affecté de ténias peut fournir.

Le passage suivant, emprunté aux expériences de M. le professeur Baillet, peut donner une idée de la fécondité de ces parasites.

« Le 27 février, une chienne nouvellement sevrée prend le quart d'un cœnure du volume d'une grosse noix, trouvé dans le cerveau d'un agneau affecté du tournis et sacrifié le même jour. Le 31 mars, elle a commencé à rendre des anneaux de ténia, au nombre de six... Le 19 août on lui fit prendre 15 grammes de cousso, et le même jour elle rendit de nombreux débris de ténias, qui, réunis, pouvaient avoir le volume du poing...

Traitement.

« Ce qui me paraît digne d'être noté, continue l'auteur, c'est la longue durée du temps pendant lequel cette chienne a rendu des proglottis. Que l'on suppose maintenant qu'elle ait été employée à la garde d'un troupeau de bêtes ovines, combien d'animaux n'aurait-elle pas pu infecter et faire périr du tournis[1]!

La médecine s'est enrichie d'un médicament, le cousso, fleur du *Brayera anthelmintica*, arbre de la famille des rosacées, propre à détruire le ténia. « En Abyssinie, rapporte le docteur Aubert, où hommes, femmes, enfants, tous ont le ténia, parce qu'on y fait

[1] *Journal des vétérinaires du Midi*, 1858, p. 497.

usage de viande dont la cuisson n'est pas suffisante, on se débarrasse de ce parasite avec ce médicament. »

Nous détruisons assez facilement les ténias, mais il n'en est pas de même des hydatides; nous ne pouvons pas même songer à combattre les cysticerques logés dans toutes les parties du corps. Quant à l'extraction de l'hydatide cérébral, quoique constituant une opération fort grave, elle n'est pas cependant impossible. Le tournis du bœuf, assez rare en France, est commun dans les environs de Munich sur les bêtes âgées de un à quatre ans. « Quand on extirpe l'hydatide, dit M. Hering, on détruit quelquefois une partie du cerveau, et les animaux perdent l'instinct, mais ils prennent plus facilement la graisse que d'autres. »

Préservatifs. Il résulte donc des découvertes résumées dans cette note que les moyens préservatifs de la ladrerie et du tournis consistent à détruire les ténias dans l'homme et dans les animaux, ou plutôt à en empêcher le développement, en faisant usage de viandes bien cuites, et en ne laissant pas consommer par les chiens les débris des moutons morts du tournis.

La fréquence de la ladrerie dans quelques races porcines a été attribuée à la constitution des animaux de ces races; elle dépend de la fréquence du ver solitaire sur l'homme et du mode d'entretien des porcs. « Pourquoi, se demande l'organe d'une commission chargée par M. le maire de Lille de proposer les mesures à prendre pour remédier aux effets de la vente des porcs ladres et des porcs atteints de la trichinose, pourquoi, dans le département du Nord, les porcs sont-ils exempts de la ladrerie? C'est qu'on les élève dans des étables bien tenues; c'est que, d'un autre côté, les matières fécales provenant de l'homme et qui servent de véhicule aux anneaux et aux œufs des ténias sont recueillies avec soin et conservées pour l'engrais des terres[1]. »

[1] *Rapport général de la commission instituée à Lille*, 1866, p. 19.

SAIGNEMENT DE NEZ DU CHIEN.

(Pentastome ténoïde, ténia denticulé.)

Ce parasite, niché dans les cavités nasales du chien, peut déterminer des affections mortelles. « Une cruelle maladie décime nos chiens d'équipage, m'écrivait un chasseur du Poitou, c'est le saignement de nez. Depuis peu d'années seulement nous connaissons cette maladie, et aujourd'hui presque tous les chiens dans le département de la Vienne en sont affectés. » Plusieurs autres personnes, entre autres M. le docteur Gaillard, président de la Société d'agriculture de Poitiers, m'ont écrit pour le même objet.

Effets du pentastome sur le chien.

Cette affection a été considérée comme une fièvre de mauvaise nature, comme une altération du sang : les malades sont affaiblis par les hémorragies. Les accidents des cavités nasales sont peu graves, si ces cavités nourrissent un petit nombre de parasites, et si ces parasites peuvent les quitter après y avoir acquis le développement que leur nature comporte. Dans le cas contraire, les chiens éprouvent de grandes souffrances, et les accidents les plus graves peuvent survenir.

Ce parasite provient du ténia denticulé, qui vit dans les tissus et dans les cavités de plusieurs espèces herbivores. Ses migrations ont été démontrées par de nombreuses expériences.

Ses migrations.

Le 17 février 1851[1], M. Leuckart, professeur à Giessen, trouva dans le péritoine d'un lapin plusieurs centaines de pentastomes denticulés. Ils n'avaient pas encore les organes sexuels. M. Leuckart pensa comme M. Gurlt que ces agames ne sont que le jeune âge du pentastome lancéolé, parasite qui habite les cavités nasales du chien, et qui est pourvu d'organes sexuels ; ils en avaient du reste la forme et la disposition segmentaire.

M. Leuckart introduisit des pentastomes dans l'abdomen d'un lapin ; ils y moururent sans se transformer ; tandis que d'autres,

[1] *Bulletin de l'Académie royale des sciences de Belgique*, 2e série, t. II, p. 30.

placés dans les fosses nasales d'un chien, s'y transformèrent en pentastomes ténoïdes.

M. Colin a fait la même démonstration avec des parasites pris dans les ganglions mésentériques du mouton. Le 17 avril, ce professeur porta dans les cavités nasales de cinq chiens quatre-vingt-dix pentastomes denticulés, pris dans des moutons tués la veille; en sacrifiant ensuite successivement les chiens, il a suivi le développement progressif des pentastomes[1]. Les œufs d'une femelle de ces derniers ont été donnés à deux chevreaux, et quatre mois après, M. Colin a trouvé les viscères de l'abdomen et du thorax de ces ruminants gravement lésés; les ganglions étaient réduits en une pulpe diffluente, et renfermaient des myriades de pentastomes semblables à ceux du mouton et du bœuf[2].

Comment les œufs pondus dans le nez d'un chien arrivent-ils dans les organes digestifs des herbivores, et comment les parasites parviennent-ils dans les sinus du chien? Il est probable que, rejetés avec le mucus nasal sur des plantes, les œufs y adhèrent par la mucosité qui les enveloppe, et qu'ils arrivent dans l'estomac des herbivores en même temps que l'herbe qui les supporte. Une fois dans l'appareil digestif, ils produisent des larves, qui se disséminent dans les tissus et notamment dans les ganglions lymphatiques.

Toute l'histoire de ces parasites n'est pas encore connue, mais nous savons que, pour préserver les chiens d'une affection très-grave, il faut ne leur faire consommer que de la viande bien cuite, ou remplacer la viande par d'autres aliments.

TRICHINES.

La première indication certaine de l'existence des trichines ne remonte qu'à 1832[3]. Ces parasites furent observés à Londres par

[1] *Bulletin de la Société impériale et centrale de médecine vétérinaire*, 1861. p. 125.

[2] Même recueil, 1863, p. 108.

[3] *Études sur la trichine*, par M. Scoutetten, 1866.

le docteur Hilton, qui les considéra comme de petits cysticerques, et, à peu près à la même époque, par d'autres médecins, et en particulier par Paget, qui en remit à Richard Owen. Le célèbre naturaliste, après avoir étudié ce parasite, le nomma *Trichina spiralis*.

Depuis cette époque, on a souvent trouvé des trichines en faisant des autopsies, mais c'est seulement à Dresde, en 1860, qu'on leur a attribué les ravages qu'elles causent à l'espèce humaine. Le professeur Zenker, ayant examiné au microscope les muscles d'une jeune femme, morte à l'hôpital d'une maladie inconnue, fut étonné d'y trouver une grande quantité de trichines libres et vivantes. Il prit des informations et apprit que, quatre semaines avant, cette jeune femme avait mangé de la viande de porc qui contenait des trichines.

Depuis cette époque, les trichines ont été l'objet d'une infinité d'expériences, et, en particulier, dans les Écoles vétérinaires de Berlin, de Vienne, de Stuttgard, de Hanovre : on a recherché quels sont les animaux qui peuvent les nourrir, les effets qu'elles déterminent, les signes qui en font connaître l'existence, les moyens de les détruire. Ces divers travaux ont été résumés par MM. Delpech et Reynal[1].

Migrations et transformations des trichines.

Pour acquérir tout son développement, la trichine séjourne dans deux individus appartenant ou non à la même espèce. Ainsi elle naît dans l'intestin d'un animal, va se loger dans ses muscles, et y reste enkystée jusqu'à ce que le muscle qui la contient soit mangé par un autre animal; alors la trichine devient libre, ses organes sexuels se développent, la fécondation a lieu, les œufs éclosent dans la mère, qui meurt ainsi que le mâle après l'acte de la génération, et les animalcules qui proviennent de cette éclosion se disséminent dans les intestins, traversent les parois de ce tube et pénètrent dans les muscles avec une rapidité qu'explique leur extrême ténuité.

[1] M. Delpech, *Rapport sur les trichines et la trichinose chez l'homme et chez les animaux*. (*Bulletin de l'Académie impériale de médecine*, t. XXXI, p. 659.)

Effets des trichines.

Les premiers symptômes que produisent les trichines sur l'animal qui a mangé de la viande trichinée se montrent du troisième au cinquième jour après l'introduction de cette viande dans l'estomac : la maladie se manifeste par la perte de l'appétit, et une diarrhée plus ou moins forte. Bientôt après se montre une fièvre quelquefois très-intense.

La gravité de ces symptômes dépend de la quantité de trichines qui a été introduite dans l'estomac; trois porcs qui avaient pris chacun 30 grammes de viande trichinée n'ont été qu'indisposés, tandis qu'un verrat qui, dans la même expérience, avait mangé 135 grammes de cette viande, est mort dans un état de maigreur extrême, après avoir éprouvé de grandes souffrances.

Si même les animaux prennent de fortes quantités de viande trichinée, la fièvre revêt un caractère adynamique, et la mort peut survenir avant la dispersion des trichines dans les muscles.

Quand les malades résistent à ces premiers effets, l'affection intestinale diminue à mesure que les trichines quittent l'intestin; du vingt-cinquième au trentième jour après le repas de viande trichinée, les organes digestifs sont rentrés dans l'état normal.

Les symptômes qui dénotent la présence des trichines dans les muscles sont des douleurs qui portent les animaux à garder le repos et qui ont fait confondre la trichinose avec le rhumatisme. Les trichines se portent en grand nombre dans les muscles des parois pectorales, ce qui explique la gêne de la respiration : la mort peut survenir par asphyxie. A mesure que le mal fait des progrès, les paupières deviennent œdémateuses, les mouvements sont de plus en plus douloureux, etc. Les trichines s'enkystent dans les muscles du vingtième au trentième jour; si elles sont peu nombreuses, si l'animal a résisté, il recouvre la santé, et peut s'engraisser ensuite comme dans l'état ordinaire.

Difficultés d'en reconnaître la présence.

Dans aucune de ses périodes la trichinose ne peut être reconnue; aucun signe certain n'annonce la présence des parasites ni dans les intestins, ni dans les muscles. Les auteurs qui ont fait des expériences pour reconnaître les symptômes de la trichinose ont pu dire que le but de leurs recherches n'avait pas été atteint.

On ne peut avoir quelques probabilités sur la nature de la maladie, qu'après avoir pris des renseignements sur les circonstances dans lesquelles se sont trouvés les malades; et, pour avoir la certitude qu'il y a des parasites dans les muscles, on emploie un instrument, un *harpon*, à l'aide duquel on retire des fibres musculaires, qu'on examine ensuite au microscope. On comprend que cette opération n'est pas toujours concluante, car il peut arriver que le harpon amène des fibres dépourvues de parasites, alors même qu'il en existe dans l'animal exploré.

Muscles où se portent surtout les trichines.

On trouve plus de trichines dans le diaphragme, les muscles des lombes, de la poitrine, du larynx, du pharynx, de la langue, du cou, des paupières, que dans ceux des membres, et plus à l'origine des tendons qu'au milieu des muscles. C'est d'après ces données que l'on se guide pour examiner la viande des animaux abattus pour la consommation, en ayant soin d'explorer de préférence les parties striées des muscles.

Animaux chez lesquels les trichines peuvent se développer.

On croit que les trichines ont été importées de l'extrême Orient par le surmulot. Aujourd'hui, elles se propagent par les rats, qui s'en infectent en mangeant des débris cadavériques et en se dévorant les uns les autres. D'après M. Fuchs, les expérimentateurs ont contribué à les propager dans les environs de leurs laboratoires par les rats qui dévorent les débris des animaux soumis aux expériences [1].

M. Rœll, directeur de l'École vétérinaire de Vienne, a trouvé, sur deux cent douze rats qu'il a examinés, vingt-quatre individus qui avaient des trichines; ils provenaient, vingt de clos d'équarrissage, et quatre de maisons particulières. On a trouvé des porcs trichinés parmi ceux que l'on entretient dans les établissements où les rats avaient des trichines.

[1] *Journal de médecine vétérinaire*, publié à l'École de Lyon, 1866. p. 146.

Il n'y a que les animaux mangeant des substances animales qui puissent s'infecter naturellement des trichines; mais ceux qui sont susceptibles de nourrir ces parasites sont nombreux. « Sous ce rapport, il y a à faire trois catégories d'animaux : chez quelques espèces, la trichine déglutie avec de la viande devient animal parfait, se reproduit, et les jeunes individus parviennent dans les muscles; chez d'autres, la trichine, introduite dans le tube intestinal, devient animal parfait, mais les larves qui en naissent ne parviennent que très-exceptionnellement dans les muscles; chez d'autres enfin, la trichine déglutie est détruite par le travail de la digestion. Nous trouvons dans la première catégorie, à côté de l'homme, le porc, le chat, les rongeurs : lapins, rats, souris, etc.; dans la seconde, le chien, les ruminants, la plupart des oiseaux; et, dans la troisième, les animaux inférieurs [1]. » Parmi ceux de ces animaux qui servent à la nourriture de l'homme, le porc est le seul qui soit dangereux, parce que c'est le seul qui s'en infecte naturellement.

Destruction des trichines.

La chaleur constitue le moyen le plus sûr d'assainir la viande trichinée, mais elle doit être portée à 80 ou au moins à 75 degrés.

MM. Colin et Reynal ont constaté par des expériences que la cuisson, telle qu'elle est pratiquée sur la viande rôtie préparée dans nos cuisines, serait insuffisante pour mettre les trichines hors d'état de se propager [2]. D'un autre côté la commission instituée à Lille a observé que la température ne s'était élevée qu'à 33 degrés au centre d'un jambon, après deux heures de séjour dans l'eau bouillante, et à 65 degrés dans un autre, après six heures d'ébullition.

Ces faits démontrent que la cuisson doit être longtemps prolongée pour détruire les parasites qui peuvent se trouver dans les bêtes mortes que l'on fait cuire, presque sans les dépecer, pour nourrir d'autres animaux, ainsi que cela se pratique dans les fermes et dans les établissements d'équarissage.

[1] *Bull. de la Soc. vétér. d'Alsace*, n° 4.

[2] *Société impériale et centrale de médecine vétérinaire*, séance du 13 décembre 1866.

Il n'existe pas de remède contre les trichines disséminées dans les muscles; aussi, quand on soupçonne leur présence dans les intestins, on s'empresse de les détruire ou de les chasser au moyen des vermifuges et des purgatifs.

GALE.

Nature des maladies psoriques.

Quelques médecins avaient depuis longtemps avancé que la gale se complique de la présence d'insectes. En médecine vétérinaire, Walz avait même démontré qu'un insecte constitue essentiellement la gale du mouton, et avait fait d'intéressantes découvertes relatives aux caractères et aux mœurs de ce parasite [1]; mais on ignorait que les diverses maladies psoriques sont dues à des insectes différant les uns des autres par leurs caractères comme par leur manière de vivre, et les expérimentateurs qui cherchaient à vérifier les faits annoncés échouaient souvent dans leurs recherches. Généralement on admettait que des insectes ne se trouvent dans la gale qu'accidentellement, et les praticiens, persistant à considérer cette maladie comme une affection humorale, continuaient l'emploi de ces remèdes internes, toujours inutiles et si souvent nuisibles, dont on a trop longtemps abusé.

C'est depuis vingt-cinq ou trente ans qu'il a été donné une démonstration positive des principaux problèmes relatifs à la nature de la gale, d'abord par MM. Hertwig [2] et Hering [3], et plus tard par MM. Gerlach [4], Delafond et Bourguignon [5]. Ces expérimentateurs ont démontré que, comme Walz l'avait reconnu pour la gale du mouton, les affections psoriques des animaux domestiques sont dues à des animalcules; que les altérations du tissu cutané sont consécutives et produites par l'action rongeante des parasites, ou par l'action irritante d'un liquide que ces êtres émettent. Ils ont précisé

[1] *Traité de la gale du mouton*, 1809; traduit en 1811.

[2] Voir le *Magasin des vétérinaires allemands*.

[3] *Répertoire des vétérinaires allemands*, 1845.

[4] *Traité de la gale*, 1857.

[5] *Traité pratique de la psore.*

leurs assertions avec une exactitude qui a permis à chacun de les vérifier, et aujourd'hui les indications des moyens propres à combattre les affections psoriques se déduisent naturellement des faits qu'ils ont établis.

Ces intéressantes découvertes font comprendre pourquoi la gale se communique si facilement, et pourquoi les démangeaisons qu'elle produit sont plus vives quand la température est élevée : les insectes qui la constituent se multiplient par des œufs qui éclosent du troisième au douzième jour. Dans les temps froids, ces insectes restent engourdis, et la multiplication comme l'éclosion des œufs languissent.

Insectes qui produisent les maladies psoriques.

Il est constaté que les insectes qui produisent les maladies psoriques appartiennent à quatre familles : les *sarcoptes*, les *dermatodectes*, les *sarcodermatodectes*, les *democidés*. Les trois premières font partie de l'ordre des acarides, et constituent deux formes de maladies psoriques, que nous indiquerons, sans tenir compte des différences qu'elles présentent, selon les animaux sur lesquels on les observe.

Gale sarcoptique.

Les sarcoptes ont les palpes et les mandibules disposées pour inciser l'épiderme, et tracer des sillons dans lesquels ils se tiennent; ce qui explique la tendance de la gale sarcoptique à occuper de larges surfaces.

Gale dermatodectique.

La gale dermatodectique est produite par les dermatodectes, qui ne sont organisés ni pour ponctionner, ni pour fouir l'épiderme, et par les sarcodermatodectes, qui incisent l'épiderme et s'en recouvrent. Le dermatodecte détermine la gale qui entraîne des pertes considérables dans les provinces où les moutons sont mal tenus. Ces insectes habitent la surface de la peau, mêlés aux débris de l'épiderme, et aux croûtes sous lesquelles les femelles pondent leurs œufs.

Ils vivent par groupes là où ils naissent; il en résulte que la gale qu'ils produisent s'étend lentement loin du lieu où la colonie s'est établie.

La gale folliculaire tire son nom des follicules dans lesquels vit le *demodex caninus*, découvert en 1842 par Simon[1]. Cet insecte se multiplie rapidement (MM. Delafond et Bourguignon ont compté jusqu'à deux cents individus dans un follicule) et produit une maladie difficile à guérir. M. Unterberger, de Dorpat, dit l'avoir traitée avec succès par l'essence de genièvre. Gale folliculaire.

Chaque insecte affectionne particulièrement une espèce de quadrupède, mais des observations ont démontré que le sarcopte (*sarcoptes scabiei*), qu'on trouve sur l'homme, vit sur le lion, le chien, l'hyène, etc. Le dermatodecte commun, quoique se trouvant le plus souvent sur le mouton, peut vivre aussi sur le cheval, le bœuf et le lapin; d'un autre côté, le sarcopte, le dermatodecte et le sarcodermatodecte ont été observés simultanément sur le cheval, mais chaque espèce habite particulièrement la région qui lui convient. Quelques insectes peuvent vivre sur plusieurs espèces domestiques.

L'acare de la poule (*sarcoptes mutans* Ch. Robin), découvert par M. Reynal et M. le docteur Lanquetin[2], peut se multiplier sur l'homme et sur le cheval; ce qui explique la communication, plusieurs fois observée, de maladies psoriques aux chevaux par les poules que l'on fait coucher dans les écuries.

Hertwig a démontré, après avoir examiné au microscope les liquides sécrétés par la peau, que ces produits ne communiquent pas la gale, quand ils ne renferment ni des œufs, ni des insectes. D'après ce que nous savons aujourd'hui sur la nature de cette maladie, on conçoit que si, dans certains cas, les humeurs, ainsi que les croûtes et les matières furfuracées provenant d'animaux malades, l'ont communiquée, c'est parce que ces produits morbides renfermaient des insectes ou des germes d'insectes. La gale ne se communique que par les insectes.

D'un autre côté, les observations des auteurs modernes, en confirmant les faits avancés par Walz, ont démontré que la présence des parasites ne suffit pas toujours pour produire la gale; que des acares ou des œufs, transportés sur des animaux sains, déterminent Influence des causes prédisposantes.

[1] *Clinique vétérinaire*, 1845, p. 217. — [2] *Recueil de médecine vétérinaire*, 1861. p. 117.

une affection qui ne persiste qu'autant que ces animaux sont prédisposés. Les expériences de Gerlach et de Delafond sur ce sujet sont concluantes. « Trois cent quatre-vingt-six acares, dit ce dernier, mâles, femelles non fécondées, femelles fécondées, mâles et femelles accouplés, déposés sur des animaux bien portants, très-vigoureux et bien nourris, ont attaqué la peau et fait naître la gale, mais ils sont morts en l'espace de deux à vingt-quatre jours, et les lésions galeuses qu'ils avaient déterminées ont guéri naturellement en l'espace de dix à vingt-cinq jours; tandis que quatre-vingt-huit insectes, mâles, femelles fécondées, non fécondées, et accouplés, mis sur des moutons maigres, affaiblis, se sont multipliés d'une manière prodigieuse, et ont produit une gale qui, en trois ou quatre mois, a déterminé la chute presque complète de la toison et produit des lésions étendues et profondes de la peau[1]. »

Ainsi est confirmée l'observation faite de tout temps, à savoir : que la misère, la malpropreté, rendent la guérison de la gale très-difficile; que les troupeaux nourris maigrement, logés dans des bergeries mal tenues, la contractent facilement et n'en guérissent jamais. Ainsi s'explique aussi pourquoi la gale a été si longtemps considérée comme une affection constitutionnelle, pourquoi, enfin, une bonne nourriture, le pansage régulier, la tonte, tous les soins de propreté qui fortifient la santé, facilitent l'action des antipsoriques.

[1] *Recueil de médecine vétérinaire*, 1856, p. 111.

CHAPITRE VII.

JURISPRUDENCE COMMERCIALE.

Les études faites depuis vingt-cinq ans sur le diagnostic des maladies et sur l'anatomie pathologique ont éclairé plusieurs points de pathologie relatifs aux vices rédhibitoires, et facilité l'application des lois sur la rédhibition; elles ont démontré, en outre, que la loi du 20 mai 1838 ne comprend pas toutes les affections qui, par leur nature, leur siége, devraient, d'après les principes de la législation qui régit la matière, être considérées comme devant entraîner la résiliation de la vente.

Dans une discussion qui, en 1857 et 1858, a occupé plusieurs séances, la Société impériale et centrale de médecine vétérinaire a examiné les principales questions qui se rapportent à la législation sur les vices rédhibitoires des animaux domestiques. Trois opinions ont été soutenues par des membres de la Société :

1° Le principe général énoncé par l'article 1641 du Code Napoléon est rationnel, et, quoique d'une application difficile, il est préférable à la loi qui régit actuellement la matière.

2° La loi du 20 mai 1838, qui désigne les vices rédhibitoires, quoiqu'elle ne réponde pas toujours au but que s'est proposé le législateur, constitue un progrès sur le système édicté par le Code Napoléon.

3° Une loi spéciale sur les vices rédhibitoires des animaux sera toujours défectueuse et entraîne des frais disproportionnés avec l'importance des objets contestés; elle n'est pas nécessaire et serait avantageusement remplacée dans le commerce par l'usage des garanties conventionnelles.

La discussion que je rappelle se trouve dans le Bulletin[1] de la

[1] Années 1857, 1858.

Société. A la demande de M. le Ministre de l'agriculture, du commerce et des travaux publics, les procès-verbaux des séances consacrées à cette discussion ont été l'objet d'un tirage particulier, et forment un volume, dans lequel se trouvent posées et discutées les principales questions que devra résoudre le chapitre du code rural relatif à la garantie des vices rédhibitoires dans le commerce des animaux domestiques.

FIN.

TABLE DES MATIÈRES.

Pages.

INTRODUCTION 1

CHAPITRE Ier. — ANATOMIE. — PHYSIOLOGIE 7

CHAPITRE II. — HYGIÈNE 11

Alimentation 16

Ferrure des chevaux 21

Tonte des chevaux 23

Zootechnie (conformation des animaux, influence des concours). 24

CHAPITRE III. — PHARMACOLOGIE 29

Hydrothérapie 30

Éther, chloroforme 31

Substances pyrogénées 33

Acide arsénieux 35

Composés de fer 36

CHAPITRE IV. — CHIRURGIE. — MALADIES EXTERNES 39

Castration 39

Champignon 42

Hernie inguinale 43

Hernie ombilicale 43

Indigestion des solipèdes 45

Plaies articulaires 47

Calculs salivaires 48

Calculs urinaires 49

Javart cartilagineux 50

Crapaud 51

Encastelure 53

CHAPITRE V. — MALADIES INTERNES 57

Pleurésie 58

Hématurie 59

Pourriture des os, ostéoclastie 60

Maladie chancreuse 61

Morve 62

Rage 64

Vaccine 66

Péripneumonie contagieuse 72

Pages.
Affections charbonneuses 77
Sang de rate 81
Peste bovine 83
CHAPITRE VI. — PARASITES ET MALADIES PARASITAIRES 97
Ladrerie, tournis (Ténias) 97
Saignement de nez du chien (Pentastome ténoïde, ténia denticulé) 103
Trichines 104
Gale 109
CHAPITRE VII. — JURISPRUDENCE COMMERCIALE 113

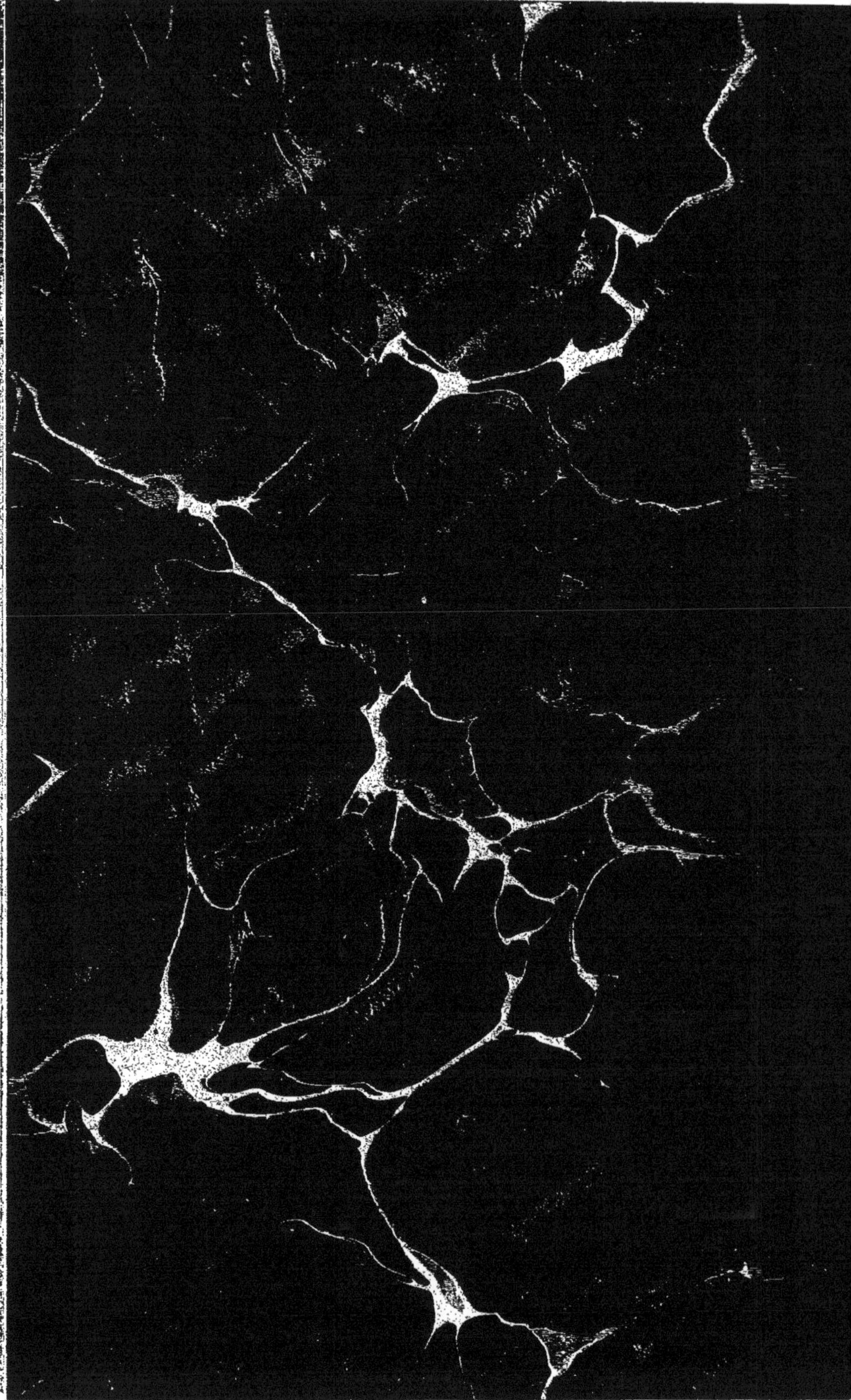

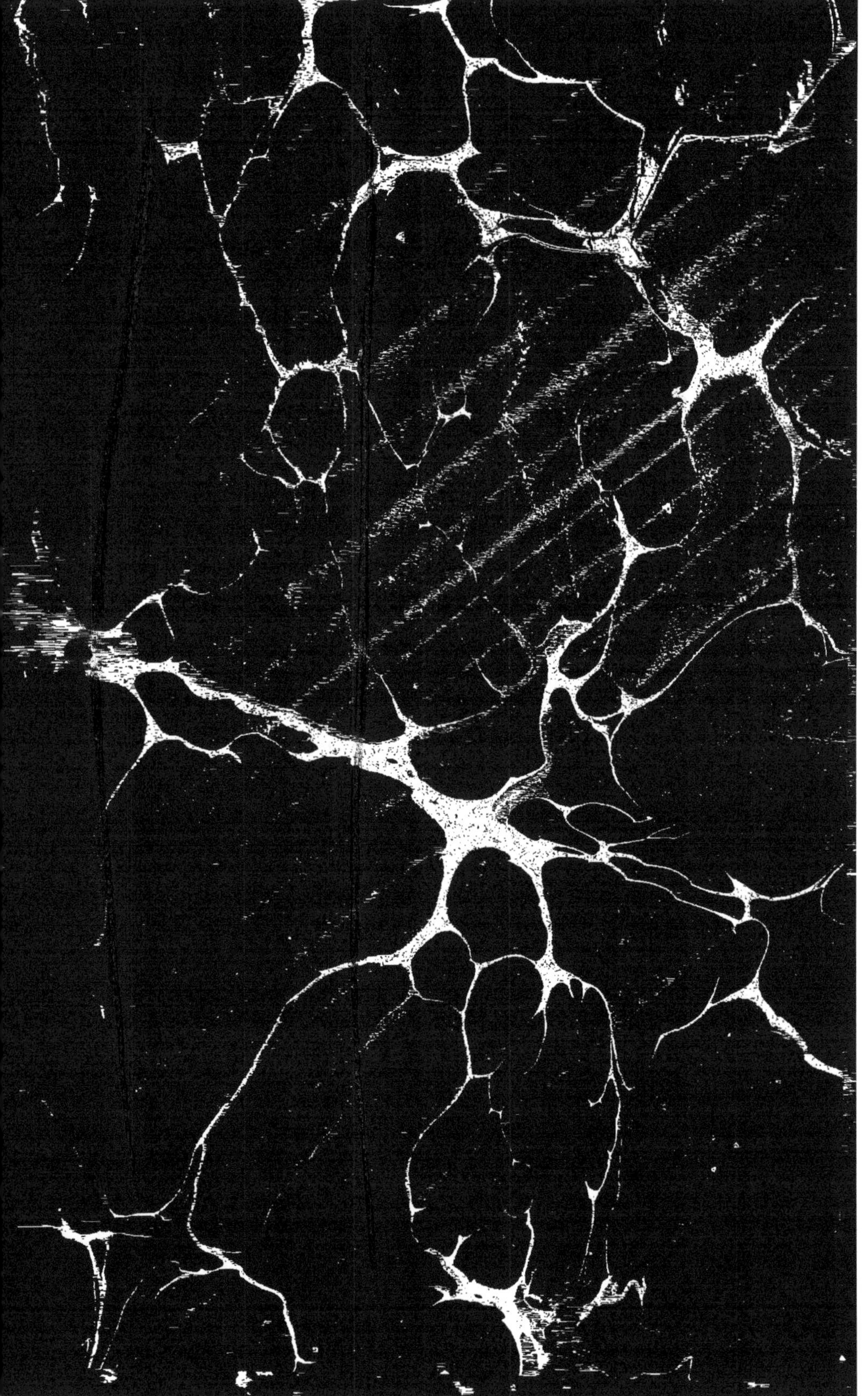

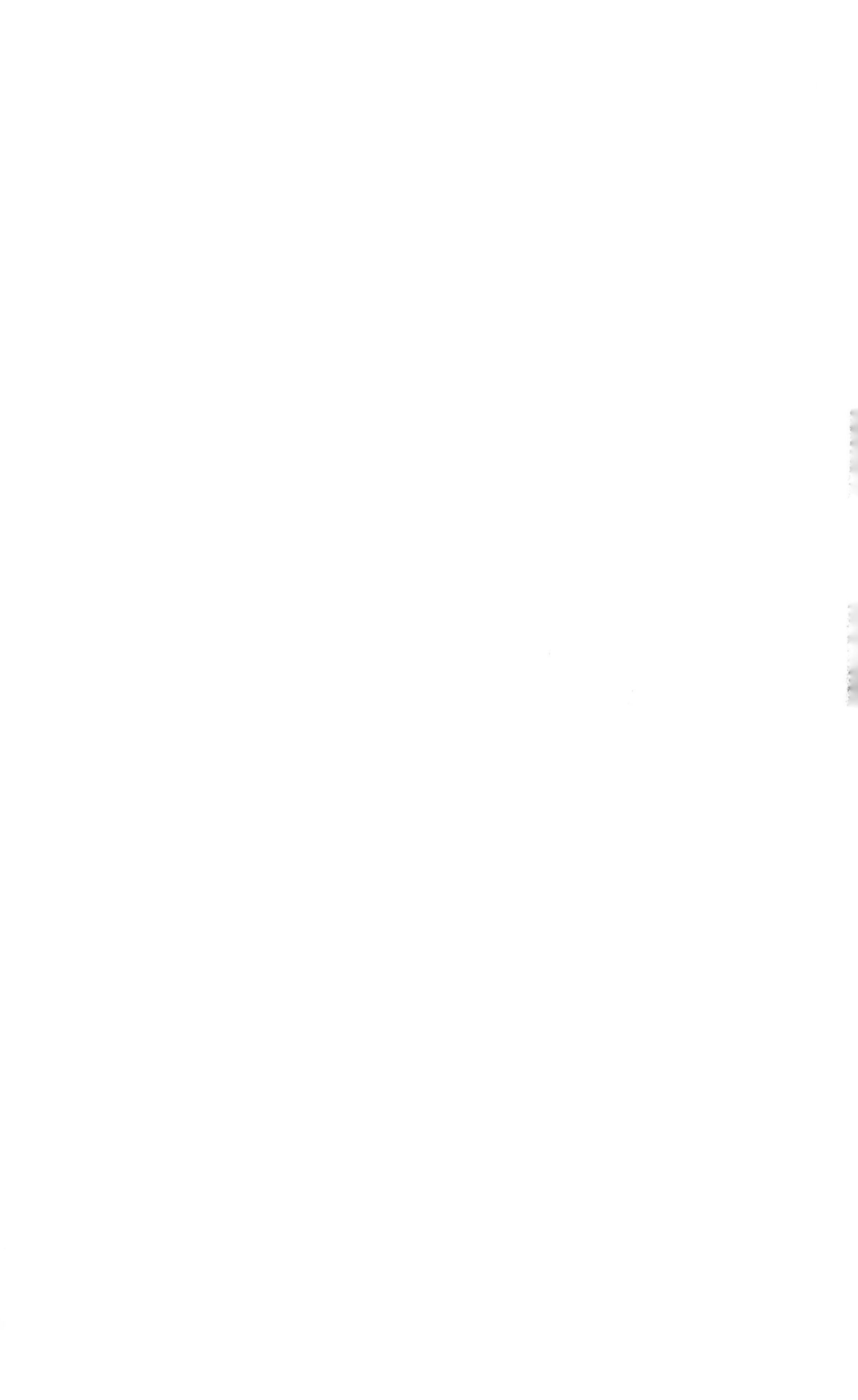

www.ingramcontent.com/pod-product-compliance
Ingram Content Group UK Ltd.
Pitfield, Milton Keynes, MK11 3LW, UK
UKHW021100200726
13857UKWH00003B/1037